임상기생충학실험

책임저자 김인식 (을지대학교)

저자 (가나다 순)
김미경 (마산대학교)
김원식 (대전보건대학교)
김유현 (원광보건대학교)
배난영 (광양보건대학교)
성지연 (극동대학교)
성호종 (을지대학교)
양은주 (대구한의과대학교)
엄용빈 (나사렛대학교)
이기종 (연세대학교)
이재식 (혜전대학교)
임형선 (혜천대학교)
정옥봉 (전주기전대학교)
최양순 (서영대학교)
서충원 (동의과학대학교)
홍성노 (동남대학교)

도서출판 대학서림

머 리 말

이 실험서는 임상병리학과에서 배워야 할 임상기생충학 실험교재이다. 본래 임상실험이라는 것은 학생들이 이론적인 지식을 토대로 해서 실지 응용에 임할 수 있는 능력을 개발토록 하는데에 있으며 더 나아가서는 실지 현장에서 임상경험을 습득하도록 하는데에 있다.

저자들은 임상기생충학 실험교재의 작성을 가능한 현 종합병원 기생충검사실에서 활용되고 있는 검사내용과 방법에 일치하도록 노력하였으며, 실험단원의 전개를 실험목적, 실험내용, 실험준비 및 방법, 실험결과, 연습문제의 순서로 하였다.

특히 실험목적의 기술은 학생들이 성공적으로 실험을 이룩하였을 때 수행할 수 있는 "기대되는 행동(be able to)"을 알기 쉽게 구체적으로 기술하였고 학생들이 실험 후에 실험교육에 대한 평가를 스스로 해 볼 수 있도록 연습문제를 제기하여 보았다.

이 책의 초판이 1981년 1월에 있었던 바 이미 여러번의 증판을 거듭하면서 30년여의 세월이 흘렀다. 특히 기생충학 분야 역시 발전을 거듭하면서, 국민들의 기생충 감염은 높은 감염상태에서 낮은 감염상태로 바람직한 현상을 보이고 있다.

그러나 우리 학생들은 실습에서 기생충의 충란이나 충체의 관찰을 더 열심히 하여야 한다. 실물의 제공여건이 점점 어려워지고 있기 때문이기도 하다. 최근에는 해외여행자를 통해 감염되는 수입기생충들이 증가하고 있으며, 신종의 기생충들이 많이 발견되고 있다. 뿐만 아니라 면역학적 분자생물학적 진단방법들이 새롭게 소개되어 적용되고 있다.

끝으로 여러 가지 어려운 여건에서도 이 실험서의 출판을 맡아주신 대학서림의 윤진영 회장님과 편집부 직원들에게 깊은 감사를 드린다.

2012. 2.

저자들 씀

차 례

제 1 장 인체기생충병의 진단

단원 1. 기생충의 분류와 명명 9
단원 2. 기생충 충체의 형태학적 특징 13
단원 3. 인체기생충병과 진단 65

제 2 장 대변검사

단원 1. 대변검사 73
단원 2. 도말검사 97
단원 3. 집란검사 105
단원 4. 장내 기생 원충류의 검사 129
단원 5. 충란계산법 149
단원 6. 충란배양법 159

제 3 장 혈액검사

단원 1. 혈액검사 171

제 4 장 특수한 검사법

단원 1. 요충란 검사법 195
단원 2. 요 검사 203
단원 3. 조충류의 편절검사 211
단원 4. 객담검사 217

제 5 장 기생충병의 면역학적 진단법

단원 1. 기생충병의 면역학적 진단법 ······ 227
단원 2. 피내반응 검사법 ······ 229
단원 3. 효소면역검사법(ELISA) ······ 235
단원 4. 말라리아의 면역학적검사 ······ 239

제 6 장 임상기생충학실습 종합응용

단원 1. 불명 가검물의 동정진단 ······ 251

기생충 실기 예상문제 ······ 257

1

인체기생충병의 진단

단원 1 기생충의 분류와 명명

단원 2 기생충 충체의 형태학적 특징

단원 3 인체기생충병과 진단

단원 1

기생충학의 분류와 명명

학 습 목 적

1. 계통분류학상 인체기생충의 종명(種名과 屬名, 科名, 目名, 綱名)등…… 필요한 분류계통을 알고 있어야 한다.
2. 인체기생충학의 학명(scientific name)을 이해하고 있어야 한다.
3. 기생충학의 명명법(binominal nomencleature)을 이해하고 있어야 하며, 각 기생충의 학명을 정확히 쓸 수 있어야 한다.

학습내용 1

인체기생충은 계통분류학상 동물계(animal kingdom)에 속하며 두 개의 아계(subkingdom)가 있다. 인체기생충의 대략적인 계통분류를 표시하면 다음과 같다.

표 1-1 인체기생충의 분류

Kingdom(계)	1. Animal			
Subkingdom(아계)	1. Protozoa	2. Metazoa		
Phylum(문)	1. Protozoa	2. Nemathelminthes	3. Platyhelminthes	4. Arthropoda
Class(강)	1. Rhizopoda 2. Mastigophora 3. Ciliata 4. Sporozoa	1. Nematoda	1. Trematoda 2. Cestoda	

학습내용 2

기생충 명명은 이명법(binominal nomenclature)으로 이루어지며 라틴어화된 속명(generic name)과 종명(species name)을 나란히 계속하여 쓰되 속명의 첫 글자는 대문자로 그 이하는 소문자로 쓴다. 그리고 과명은 속명 어근에 -"idae"를 붙이고, 기생충 질환명에는 속명 어근에 -"iasis"나 -"iosis"를 붙이면 된다. 그리고 기생충을 처음으로 기재한 사람의 이름을 쓰고 콤마(,)를 한 뒤에 발표된 연대를 기재하기도 하며, 학명을 다른문자와 구별하기 위하여 이태릭체로 표시한다.

예를 들면 ;

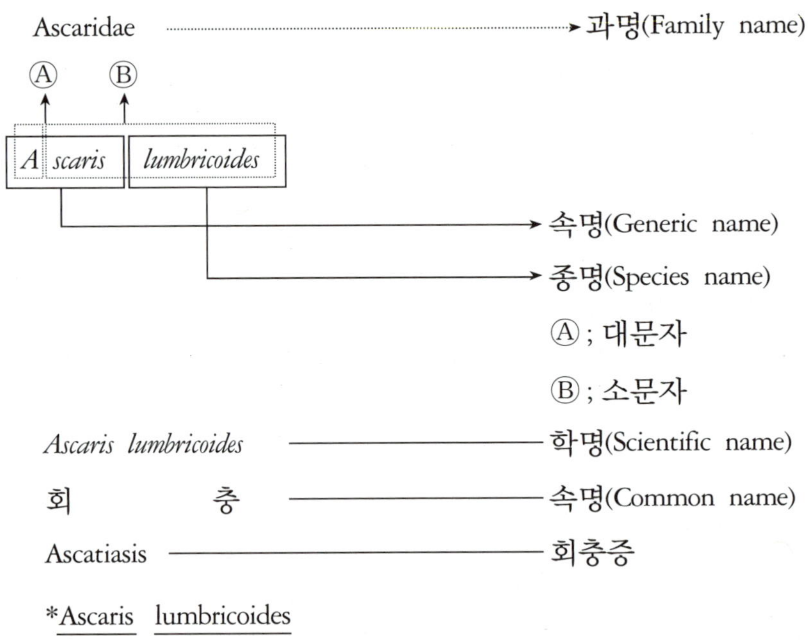

* 기생충의 학명을 타자 또는 손으로 쓸 때에는 이태릭체로 표시하기가 곤란하다. 이런 경우에는 *에서처럼 학명 밑에 밑줄(underline)을 그어서 표시한다.

연 습 문 제

문제 1 인체기생 원충류에서 중요한 강명(class name) 4개를 쓰시오.

① ②

③ ④

문제 2 인체기생충 중에서 흡충류(Trematodes)와 조충류(Cestodes)가 속하는 동물문(phylum)은?

문제 3 윤충류(Helminthes)에 속하는 중요한 강명(class name) 3개를 쓰시오.

① ② ③

문제 4 학명(scientific name)과 속명(common name)을 설명하시오.

문제 5 다음 중 올바르게 쓴 학명에 "○"표 하시오

Ⓐ ① *Entamoeba Coli* ( ) ② *entamoeba coli* ( )

③ *Entamoeba coli* ( ) ④ Entamoeba coli ( )

Ⓑ ① *E. nana* ( ) ② *Endolimax n.* ( )

③ *Endo. nana* ( ) ④ *E. n.* ( )

단원 2

기생충 충체의 형태학적 특징

학 습 목 적

1. 인체기생충의 원충류(Protozoa)에서 근족충류, 편모충류, 섬모충류 포자충류와 윤충류(Helminthess)에서 선충류, 흡충류 조충류가 있으며 이에 대한 대략적인 형태학적차이를 알고 있어야 한다.
2. 각 기생충의 진단상 필요한 형태학적 특징을 알고 있어야 하며 관찰 분류할 수 있어야 한다.

학습내용 1

원충(Protozoa)은 동물의 여러 문(Phylum) 중에서 체제가 가장 간단한 동물로서 여기에 속하는 모든 원충은 단일 세포의 단위(single cell like unit)로 되어 있다.

인체에 기생하는 원충들은 4강(class)으로 분류되는데 근족충류(Rhizopoda), 편모충류(Mastigophora), 섬모충류(Ciliata), 포자충류(Sporozoa)이다.

1) 근족충류

위족(pesudopodium)이라는 기관이 있어 운동, 음식물의 섭취행위 등을 하며 핵, 포식물 등을 가지고 있는 원충으로서 일반적으로 Amoeba라고 부른다.

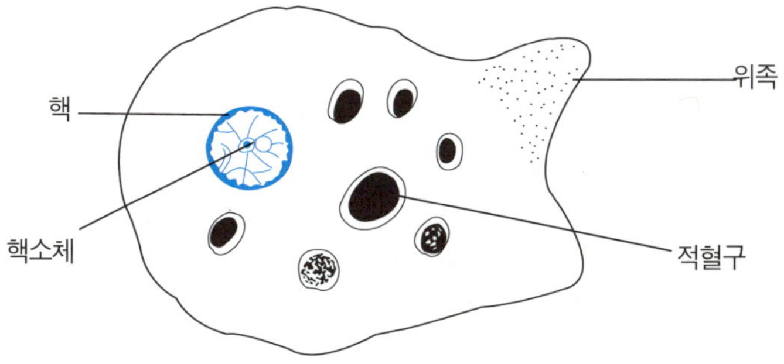

그림 1-1 이질아메바의 영양형

2) 편모충류

편모(flagelllum)라는 운동기관이 한 개 또는 여러 개 있으며 이 편모는 운동기질(kinetoplast)에서 유래된다. 그리고 핵, 파동막, 부기체 등이 있다.

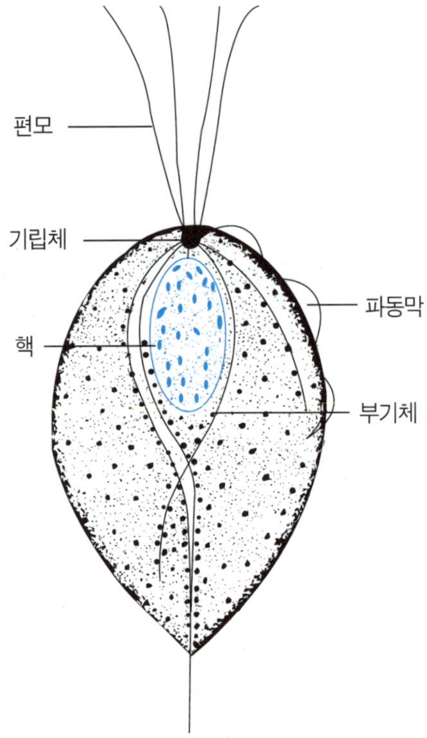

그림 1-2 질편모충의 영양형

3) 섬모충류

섬모충은 충체의 외원형질로부터 섬모(cilia)들이 나와있고, 앞 부위에는 구기(cytostome)가 열리며 뒷부위에는 원충항문(cytopyge)이 개구된다.

핵은 대핵(macronucleus)과 소핵(micronucleus)이 있으며 대핵은 신장 모양으로 보인다. 사람에 기생하는 것은 대장섬모충이 있다(그림 1-3).

4) 포자충류

포자충류는 세대교번을 하며 무성생식기와 유성생식기가 있다. 충체 외부로 돌출되는 운동기관이 없는 것이 특징이다(그림 1-4).

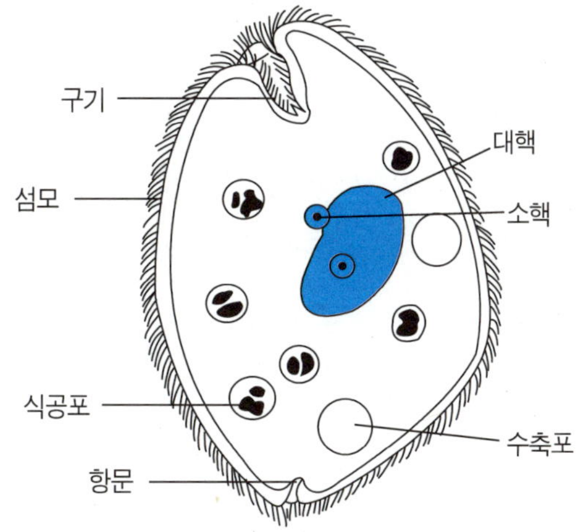

그림 1-3 대장섬모충의 영양형

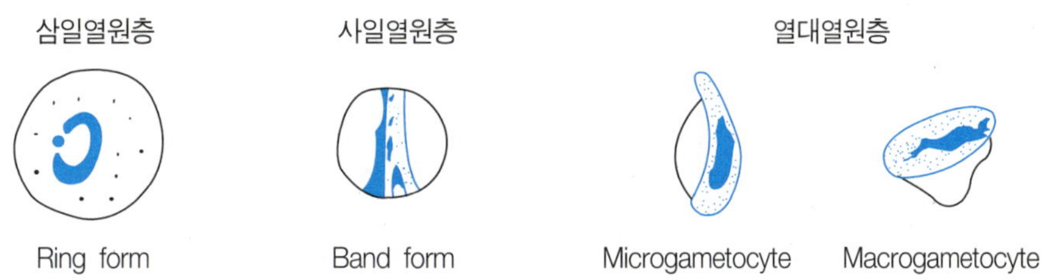

그림 1-4 말라리아 원충

학습내용 2

1) 선충류의 성충(adult worm)에 대한 구조와 형태

(1) 체벽

① 각피(cuticula) : 초자상이고 세포가 없는 불투명한 체외피이며 변형된 측익(lateral alae), 미익(caudal alae)등을 이루기도 한다.

② 각피하층(subcuticula) : 각피 밑에 있는 핵과 섬유가 포함되며, 좌우 양쪽에서 4선의 종측선이 나와 신경간과 배설관이 이어진다.

③ 근육층(dermo-muscular layer) : 근육섬유로 이루어져 있으나 윤상근이 없다.

선충의 근육은 종주근뿐이며 윤상근은 없다. 충체 횡단면에 있어서 근육의 배열상태

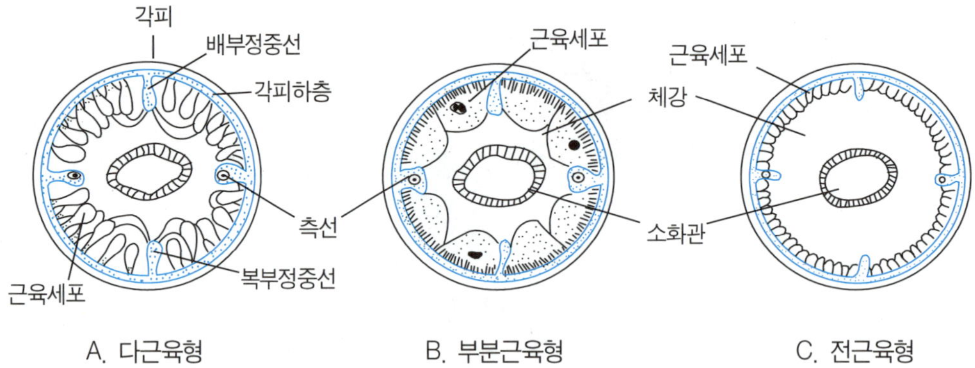

그림 1-5 근육세포배열에 의한 선충의 분류

로 선충을 다음 3형으로 나눌 수 있다.

- 다근육형(polymyarian type) : 각 구간의 근육세포 수는 많고 방추상으로 채강 내로 돌출해 있다(회충과).
- 부분근육형(meromyarinan type) : 각 구간의 근육세포 수는 적어 2개 뿐이다(구충과, 요충과).
- 전근육형(holomyarian type) : 작은 근육세포 수는 많으며 빈틈없이 한층으로 배열되어 있다.

(2) 소화기

구강(buccal cavity) → 식도(esophagus) → 중장(midgut) → 직장(rectum) → 항문(anus) 등으로 연결되며 종류에 따라서 입술(lips), 치아(teeth), 식도구(esophageal bulb)등이 구별된다.

(3) 배설기

종류에 따라서 차이가 많으며 충체의 후단에서 시작하여 측선 내를 통하여 식도 부근에서 배설공(excretory pore)으로 열려 있다.

(4) 신경계

선충류의 식도를 둘러싸고 있는 신경륜(nerve ring)이 중추신경이며 여기에서 여러 줄기의 신경간이 전후방으로 연결되며 후미끝에는 감각유두가 있는 것도 있다.

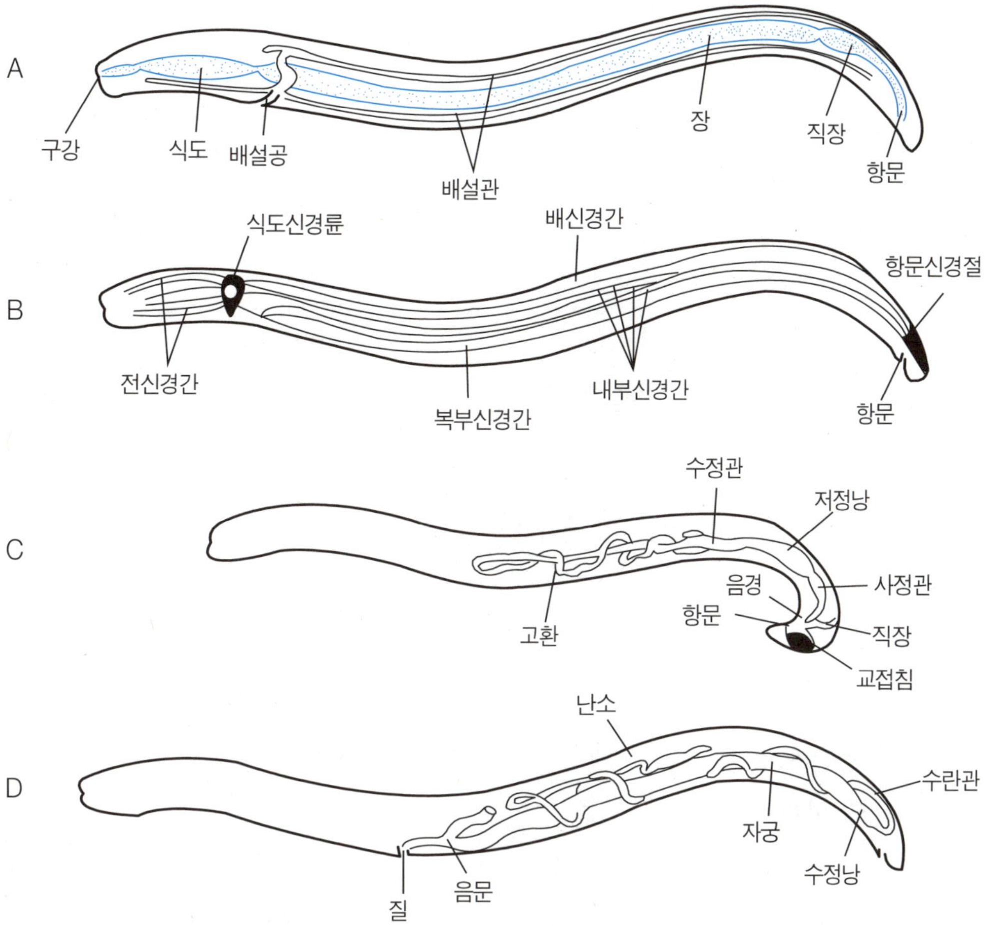

그림 1-6 선충류의 일반구조

(5) 생식기

선충류의 생식기는 자웅이체이며 웅충 보다 자충이 크다. 수생식기(♂)는 고환, 수정관, 저정낭, 사정관으로 연결되며 교접기로서 교접침(copulatory spicule), 교접낭(copulatory bursa)등을 갖추고 있다.

암생식기(♀)는 난소, 수란관, 수정낭, 자궁, 배란관, 질(vagina)등으로 연결되며 질구는 몸의 중간 부위에서 개구된다.

2) 흡충류의 성충에 대한 구조와 형태

흡충류는 나뭇잎, 버드나무잎 모양으로 편평하게 생겼으며, 충체의 앞 부위에 구흡반(oral sucker)이 있고 충체의 중앙에는 부착의 구실을 하는 복흡반(ventral sucker)이 있다. 충체의 표피(integument)는 투명한 각피로 되어 있는데 종류에 따라서 소극(spine)이

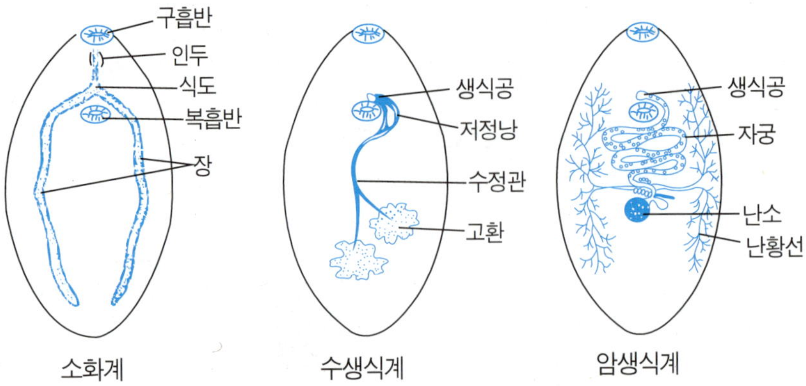

그림 1-7 흡충류의 형태

나 소결적 등이 있다 각피 밑에는 각피하층이 있고 그 밑에는 두터운 근육층이 있어서 신전, 수축이 가능하다.

(1) 소화기

구흡반 내에 있는 구강은 인두, 식도로 연결되고 장관으로 이어지는데 장관은 대개 좌우로 갈라져 양측으로 내려와서 맹장(cecum)을 형성한다. 항문은 없으며 구부가 항문으로서의 역할도 한다.

(2) 생식기

주혈흡충은 자웅이체(gonochorism)이나 이외의 거의 대부분은 자웅동체(hermaphroditism)이다. 웅성생식기는 고환, 수정관(vas deferens), 저장낭(seminal vesicle)등으로 이어져 있고 자성생식기는 난소, 수란관, 수정낭(seminal receptacel), 난황선(vitellaria) 자궁 등으로 이루어져 있다.

(3) 흡충류의 생활사 및 형태

흡충류는 일반적으로 자웅동체로서 제1중간숙주 및 제2중간숙주를 거쳐 종숙주로 감염된다. 흡충류는 일반적으로 종숙주에서는 증식하지 않지만, 제1중간숙주에서 많은 수의 증식과정을 거쳐 제2중간숙주에 감염되어 종숙주로의 기생 기회를 가진다. 흡충류의 제1중간숙주는 패류(貝類, snail)이며, 어류(魚類, fishes)나 파충류를 제2중간숙주로 하는 경우가 많다. 흡충류는 주로 사람과 포유류를 종숙주로 하는데, 보유숙주를 가지는 경우가 많다. 다음 그림 1-8은 우리나라에서 많이 유행되고 있는 호르텐스극구흡충(*Echinostoma hortense*)의 충란이 부화하여 종숙주 소장에서 성충(adult worm)으로 성숙할 때까지의 생활사와 각 형태를 광학현미경으로 촬영하였으며 설명하면 다음과 같다(그림 1-8). 즉, 흰쥐(rat)의 소장에서 호르텐스극구흡충을 꺼내어 증유수에 넣어 놓으면 많은 수의 충란(eggs)을 산란한다. 이 충란(그림 A)을 적당한 온도에서 부화(그림 B)시키면,

몸 주위에 섬모와 같은 운동기관이 있는 미라시디움(miracidium)이라는 유충이 된다. 이 미라시디움(그림 C)은 물(水) 속에서 헤엄을 치면서 유영하다가 물달팽이(*Radix* sp.)에게 감염되어 redia와 sporocyst(그림 D)로 변이되는데, 이때 많은 수의 개체로 증식되면서 운동성이 아주 활발한 유미유충(cercaria)으로 되어, 물달팽이에서 탈출하여 나온 다음, 물 속을 활발하게 유영(그림 E)을 하다가 미꾸라지나 버들치 또는 얼룩동사리 등을 만나면 아가미나 비늘 속으로 침입하여 들어간다. 침입해 들어간 이 유미유충은 어류의 근육 등에서 곧 피낭(그림 G)을 하여 피낭유충(metacercaria)이 된다. 종숙주인 사람이나 설치류가 이 피낭유충을 먹으면 감염되어 소장에서 성충으로 자라게 되고, 성충(그림 G)은 많은 수의 충란(그림 A)을 산란하게 되며, 이 충란들은 대변과 함께 체외로 배출된다.

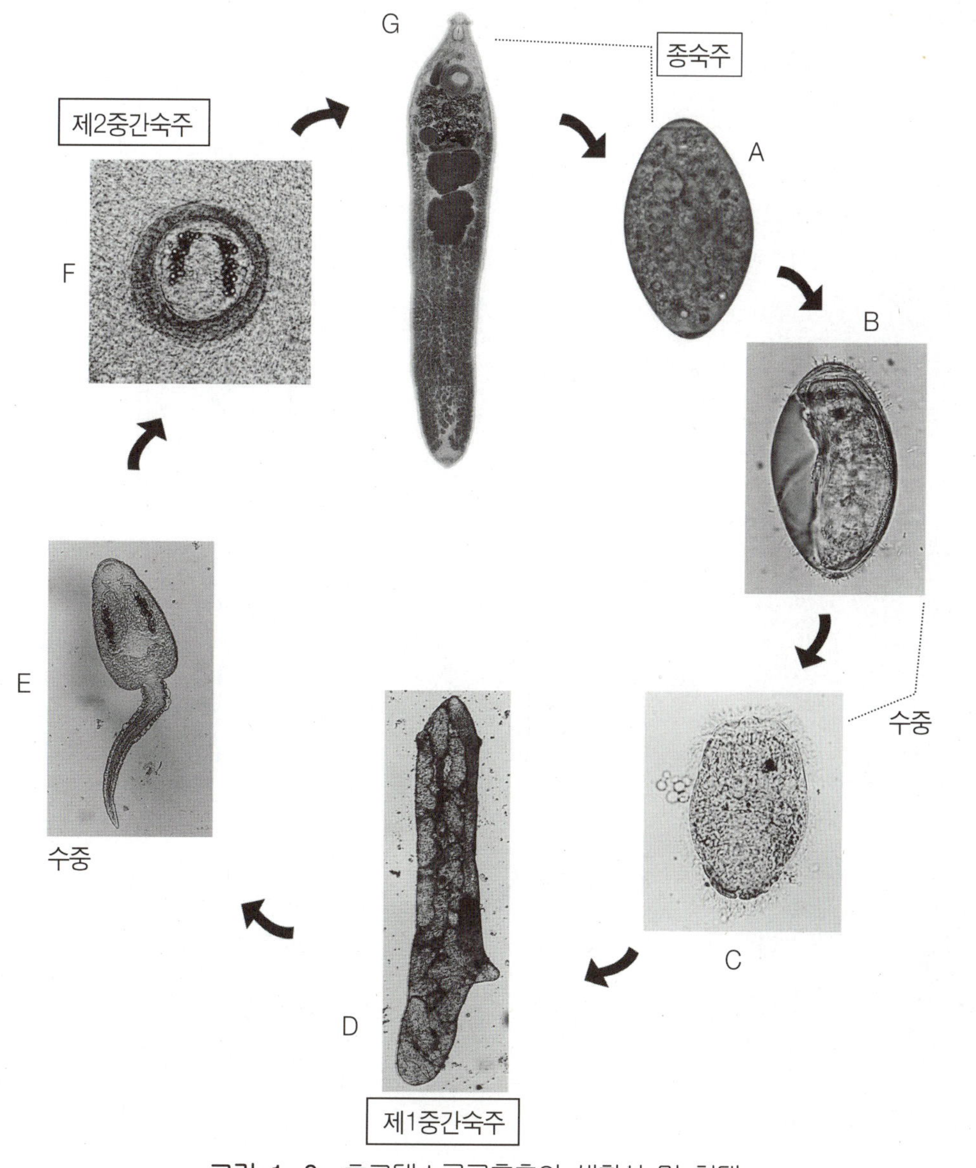

그림 1-8 호르텐스극구흡충의 생활사 및 형태

A-충란, B-충란의 부화(충란 내에 미라시디움으로 부화되고 있다.) C-섬모유충, D-Redia와 sporocyst, E-유미유충, F-버들치 근육내의 피낭유충, G-숙주 소장에서 꺼낸 성충(adult worm)

3) 조충류의 성충에 대한 구조와 형태

(1) 두절

조충의 두절(scolex ; head)은 숙주의 장벽에 부착하기 위한 흡반(sucker), 흡구(both-rium) 등이 있다. 흡반은 보통 4개의 잔 모양이며, 흡구는 2개의 종열구로 되어있다. 어떤 종류는 두부의 선단이 동출하여 액취(rostellum)를 형성하며 그 주위에 갈구리(hooklet) 또는 소극(spine)이 있는 것도 있다.

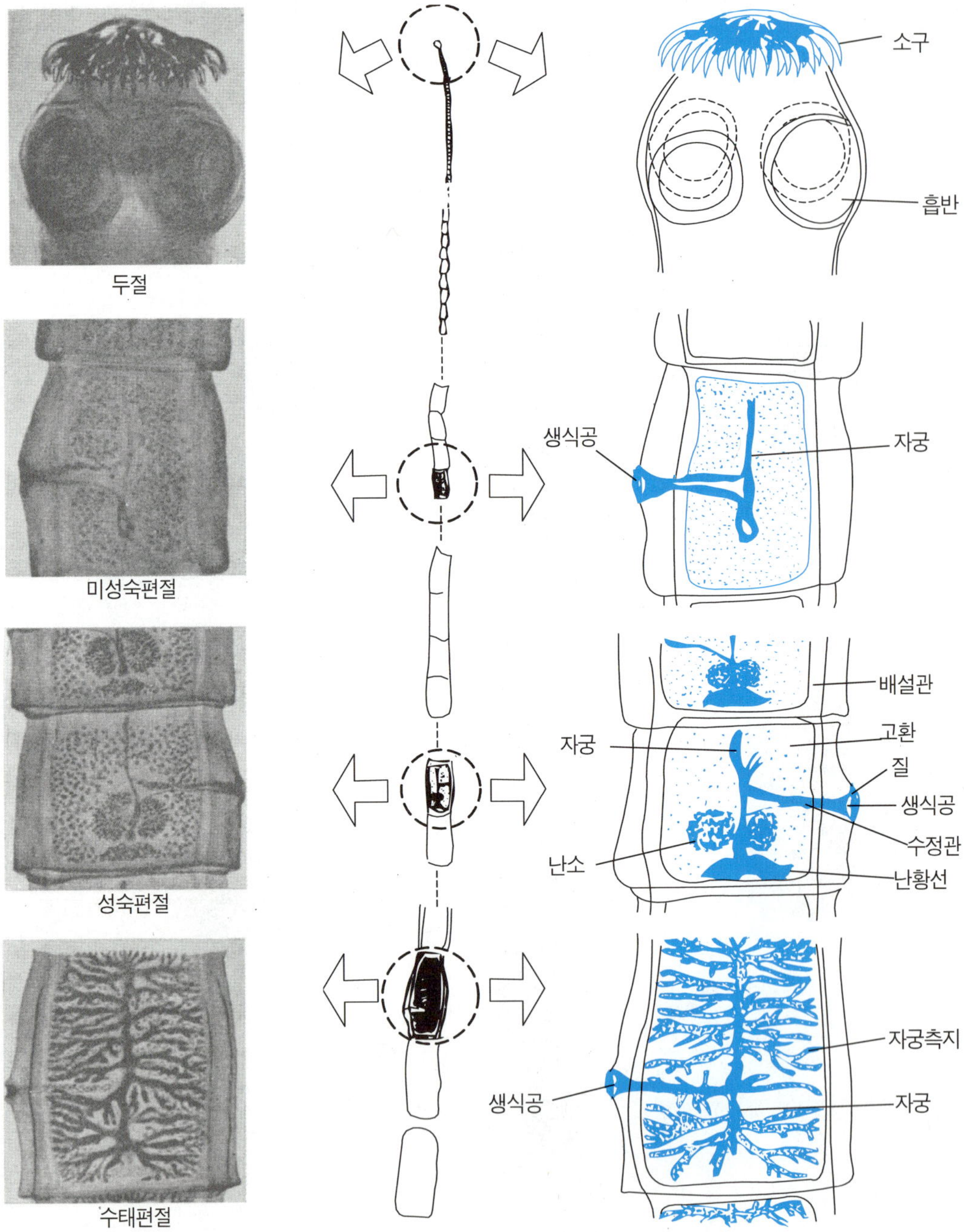

그림 1-9 원엽조충류의 형태

(2) 경부

두절 다음에 이어지는 경부(neck)는 편절에 연결되는 가는 부분이다. 특이한 구조는 볼 수 없으며 계속 편절을 새로 만든다. 따라서 두절에 가까운 편절은 작으며 약하다.

(3) 편절

편절(片節, segments ; proglottids)은 경부의 말단으로부터 시작하여 발육순으로 배열한다. 위로부터 미성숙편절(immature segment), 성숙편절(mature segment), 수태편절(gravid segment)로 이어진다.

편절은 서로 연결되어 있으나 각각 독립된 기능을 갖고 있다.

(4) 표피

표면은 연결되는 균일한 각피로 덮여 있고 그 밑에 각피하층이 있으며 외층의 윤상근과 내층의 종주근으로 되어 있다.

(5) 배설기

염상세포, 모세관, 집합관으로 이루어지며 충체 양측을 가로 연결하는 배측 및 복측 집합관이 있고 이것은 후방의 배설낭에 연결된다.

(6) 생식기

자웅동체이며 각 편절마다 양성의 생식기를 전부 갖추고 있다. 수생식기로는 고환, 수정관, 음경(cirrus), 음경낭이 있고 암생식기로는 난소, 수란관, 난황선, 난황관, Mehlis 선, 수정낭, 자궁 및 질구로 되어 있다.

실험 1 선충류의 형태학적 구조

실험 1-1. 회충의 형태학적 구조

실험목적 :

1) 회충표본(adult worm)의 암컷과 수컷을 육안으로 구별할 수 있어야 한다.
2) 회충의 간단한 구조[근육세포, 입술(3 lips), 자궁, 고환, 교미침 등]를 알고 있어야 한다.
3) 회충 충란의 성숙과정을 이해하여야 한다.

실험내용 :

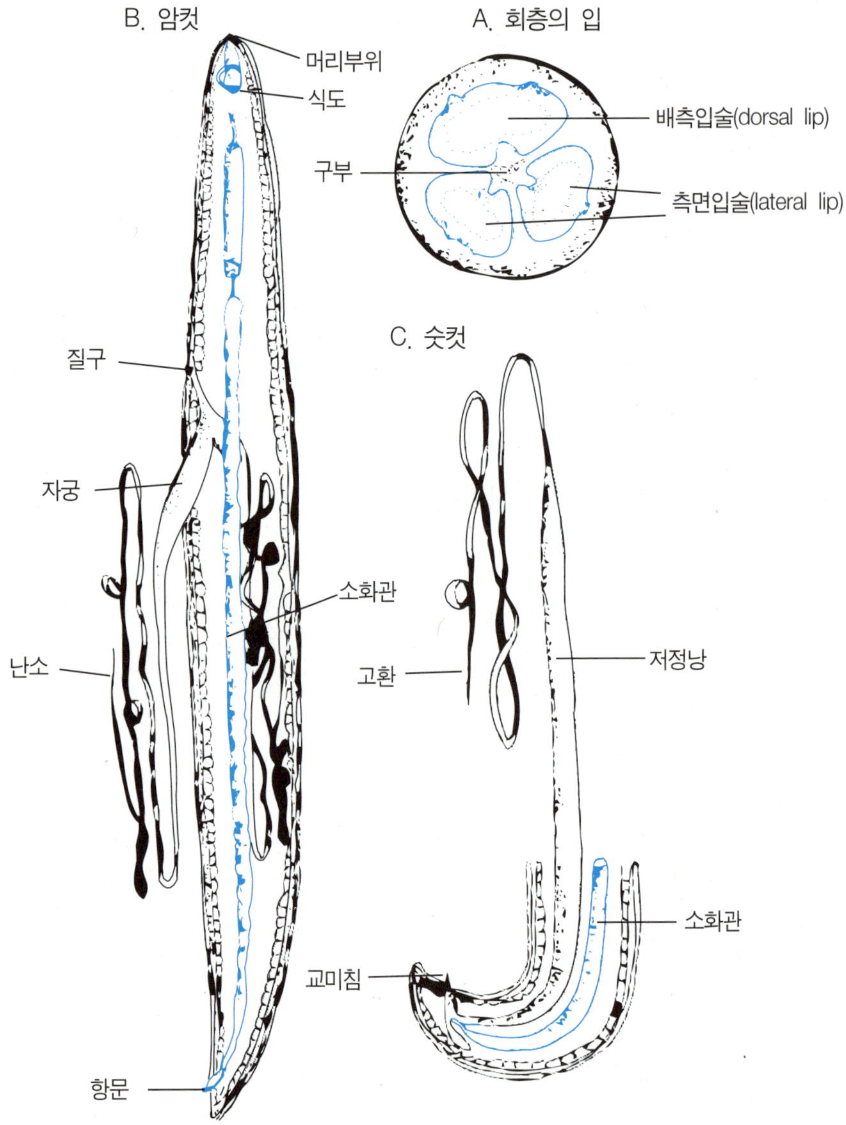
B. 암컷
머리부위
식도
질구
자궁
소화관
난소
항문
A. 회충의 입
배측입술(dorsal lip)
구부
측면입술(lateral lip)
C. 숫컷
고환
저정낭
소화관
교미침

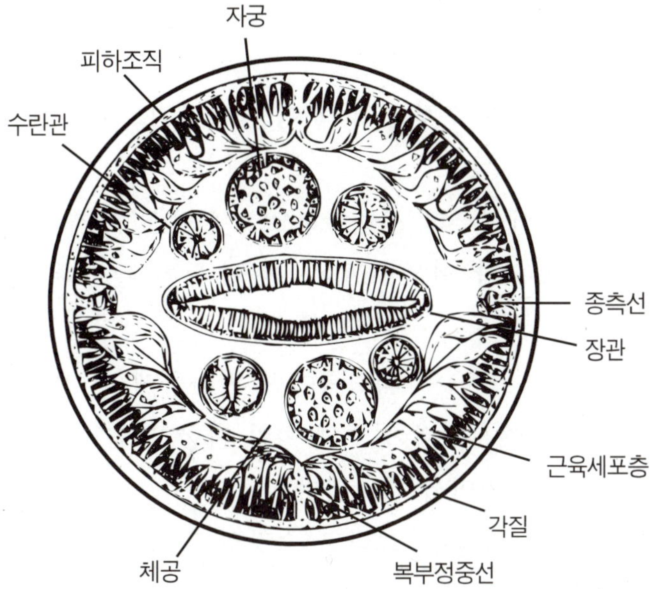

그림 1-10 회충의 단면(중간부위)

실험준비 :

1) 회충(*Ascaris lumbricoides*)의 성충(adult worm)이나 돼지회충(*Ascaris suis*)의 성충(adult worm)을 암놈과 수놈 1마리씩 준비한다(각 조별로 1마리씩 준비하면 족하다).
2) 현미경(30×, 100×, 450×렌즈)
3) 확대경
4) 회충 해부를 위한 해부대(30 cm×, 25 cm크기 정도면 적당하다)
5) Mass(또는 razor)
6) Needle pin
7) Slide glass와 cover glass
9) 스켓치용 연필과 색연필(3색 이상)
10) 핀셋트

* 선충류 중에서 회충을 실험대상으로 택한 이유는 보편적으로 회충이 인간에 쉽게 감염되며 또한 세계적으로도 넓게 분포된 기생충이기 때문이다. 그리고 기생충 충란 실습에서 회충 충란이 다른 충란과 비교의 척도로 이용할 수 있기도 하다.

실험요령 :

1) 해부대 위에 회충의 암컷과 수컷을 10 cm이상의 간격으로 나란히 놓고 크기를 관찰한다.
2) 회충 암컷의 머리 부위에서부터 정중앙선으로 위에서 아래로 조심스럽게 메스날로 절단하여 나간다. 주의할 점은 소화관, 자궁 등이 손상되지 않도록 하여야 한다.
3) 절단 양쪽 부위를 needle pin으로 되도록이면 완전하게 잘 펴면서 고정시킨다.
4) 생식대(genital girdle)부위에서부터 질구 부이와 자궁 부위 등을 조심스럽게 면봉이나 핀셋트 등으로 유리시키면서 관찰한다.
5) 회충의 입술(3 lips) 부위와 항문, 그리고 수컷의 교미침 부위를 관찰한다.
6) 특히 질구에 연결된 자궁 부위와 입술, 교미침은 5 mm정도의 크기로 절단하여 확대경이나 현미경에서 관찰하며, 회중의 충란은 450× 현미경으로 관찰한다.

회충 해부조작 때의 주의사항 :

1) 회중 수집 때에는 충란 등에 오염되지 않도록 위생적으로 수집되어야 한다.
2) 회충의 해부실험 때에 회충내용물이 경구적으로는 물론 「가운」등에 오염되지 않도록 하며, 혹시 눈에 들어갔을 때에는 지체없이 실험 담당교수에게 알려야 한다.
3) 실험 후 회충 잔재물의 처리에 유의한다.

참고 :

* 돼지회충은 도축장에서 돼지 도살 때에 채집하면 편리하다. 채집 후에는 10% formalin에 24시간 이상 고정한 후에 실험에 사용하도록 한다.

실험 1-1. 회충의 형태학적 구조 실험보고

성 명		평점	
실 습 조			
실습일자			

Sketch	설 명

• 회충의 입(口部) :

• 회충의 단면도 :

• 자궁 내의 충란 :

성 명	
실 습 조	
실습일자	

평점	

Sketch	설 명

•기타 :

실험 1-2. 요충의 형태학적 구조

실험목적 :

요충의 구조(두부와 두익, 식도와 후식도구 그리고 자궁과 자궁 내의 충란 등)를 관찰하고, 암컷과 수컷의 외관상 특이한 모양을 구별할 수 있어야 한다.

실험내용 :

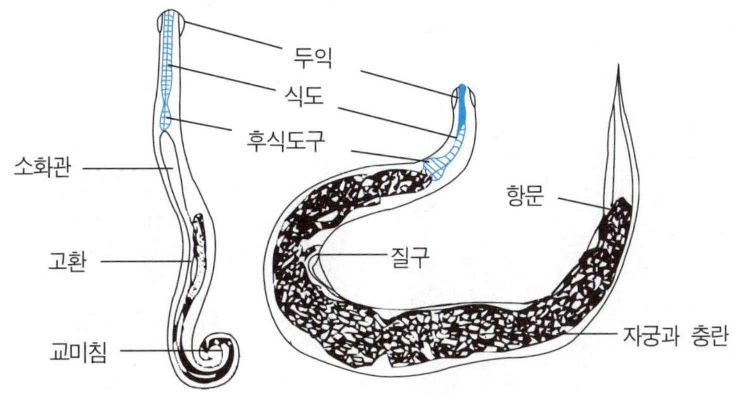

그림 1-11 요충의 형태학적 구조

실험준비 :

실험은 각 조별로 관찰, 작성하여 보고한다.

1) 요충의 성충(adult worm)표본 1매씩 준비한다.
2) 현미경(30×, 100×, 450× 렌즈)과 확대경
3) 연필과 색연필

---

* 1) 요충은 세계적인 분포를 보이는 기생충으로 우리나라에서도 10% 내외로 높은 감염률을 갖고 있으며, 특히 아동의 자연적 배변에서 요충의 성충이 자주 관찰된다.
2) 채집된 요충은 70% ethyl alcohol이나 10% formalin에 고정(fix)하여 보관하며 실험 때에 lactophenol액이나, glycerine jelly medium으로 봉입(mount)하여서 실험에 임하도록 한다.
3)

실험요령 :

1) 요충 암컷의 실물 크기를 관찰한다. 그리고 암놈과 수놈의 외관상 모양을 사진이나 환등슬라이드를 통하여 확인 관찰한다.
2) 두부와 두익, 식도와 후식도구 그리고 자궁과 자궁 내의 충란을 관찰한다.
3) 검경 때에 표본이 파손되지 않도록 조심한다.

참고 :

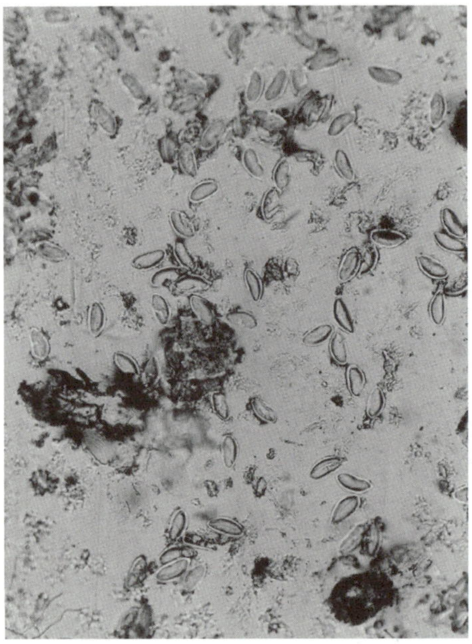

(1)

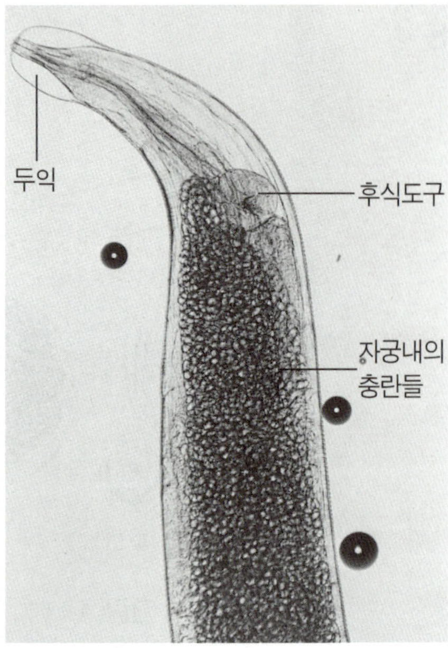

(2)

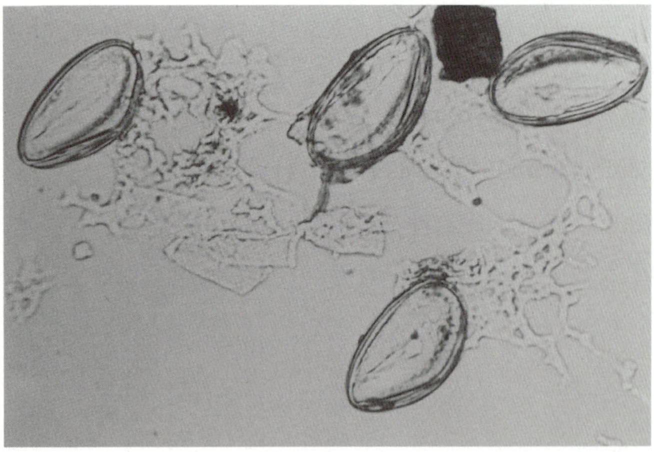

(3)

(1) 스캇치테이프 항문도말법으로 검경한 요충란(100×)
(2) 요충 암놈의 머리부위, Lactophenol mount, 30×현미경사진(양용석, 1990년)
(3) 요충란(450×)

실험 1-2. 요충의 형태학적 구조

성 명		평 점	
실 습 조			
실습일자			

Sketch	설 명

•두부와 두익 :

•식도와 후식도구 :

•자궁과 자궁 내의 충란 :

성　명		평점	
실 습 조			
실습일자			

Sketch	설 명

•두부와 두익 :

•식도와 후식도구 :

•자궁과 자궁 내의 충란 :

실험 1-3. 아니사키스(고래회충, Anisakis)

실험내용 :

Anisakidae의 유충은 인체에 침입하여 아니사키스증(anisakiasis)을 일으키는데, 현재까지 인체기생이 알려진 것은 다음 3속(genus)의 유충이다.

1. *Anisakis* sp.
2. *Pseudoterranova* sp.
3. *Contracaecum* sp.

이 3속의 유충은 형태학적 차이점을 갖고 있어 감별이 된다. 감염형유충을 갖고 있는 숙주로는 해산 어류 및 두족류가 있는데, 이들이 제 2중간숙주 또는 운반숙주(transport host)가 되며, 사람이 이들을 날로 먹을 때 감염된다. 우리나라의 해산 어류나 두족류에서도 이 유충이 잘 발견되며, 참조기나 붕장어는 많은 감염 충체수를 보인다. 우리나라에서도 100예 이상의 인체감염예가 보고되어 있으나 실제 감염예는 이보다 훨씬 더 많을 것으로 추측되고 있다. 인체감염 시 수 시간 내에 복통, 구토 등 급성 식중독과 유사한 증상을 보이는데, 이 때 위내시경(gastric endoscopy)을 실시하여 위강에 있거나 위벽 내에 박혀있는 충체를 적출하면 진단 및 치료(therapeutic diagnosis)가 된다.

실험준비 :

1. 표본
   1) *Anisakis simplex* larva(Anisakis type I larva), glycerin-jelly mount
   2) *A. simplex* larva, glycerin-jelly mount
   3) *Contracaecum* sp. larva, glycerin-jelly mount
   4) 붕장어(Anago anago), 내장

2. 준비물
   1) Tray
   2) Applicator
   3) Knife

4) Petri dish with saline

5) Beaker with formalin

관찰 :

1) Anisakis larva의 표본에서 다음 구조물을 관찰한다.
   길이, boring tooth, mucron, esophagus, ventriculus, intestine
2) 붕장어의 내장을 tray에 놓고 내장 표면 및 복벽에 둥글게 말려 피포되어 있는 유충을 applicator로 분리한다.
3) 분리한 유충을 생리 식염수에 넣고 유충을 둘러싸고 있는 주위 조직을 박리한 후 유충의 운동성을 살핀다.
4) 관찰한 후 유충을 formalin이 담긴 비이커에 넣고 고정한다.

유의사항 :

1) 유충의 형태, 특히 esophagus, ventriculus, intestine의 상호관계를 관찰하여 종을 동정하고 스캣치한다.
2) 붕장어의 내장에 유충이 부착된 모양을 스캣치한다.

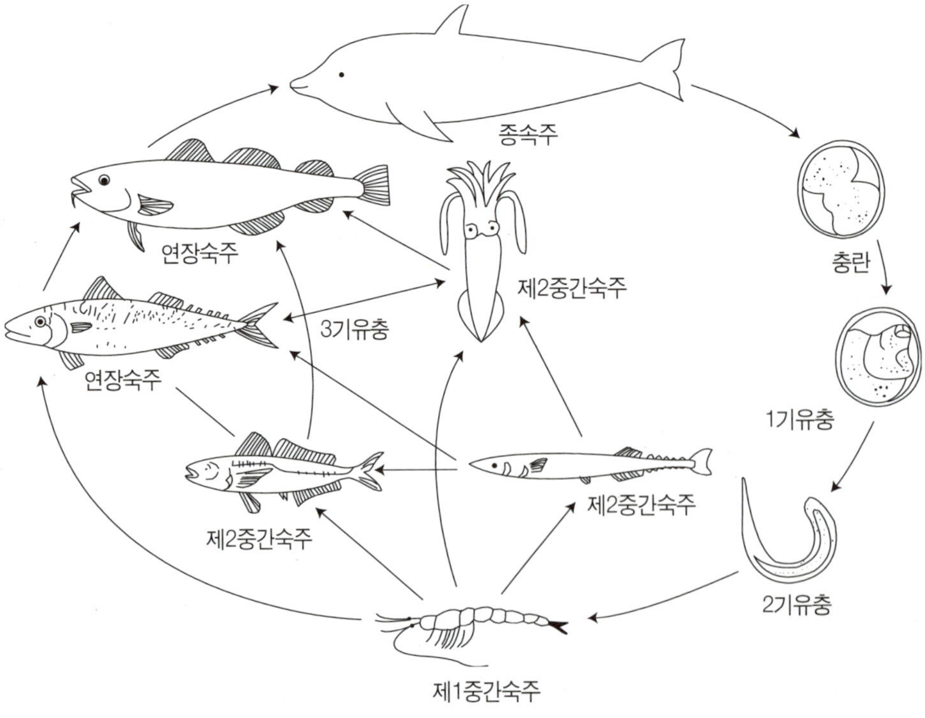

그림 1-12 아니사키스의 생활사

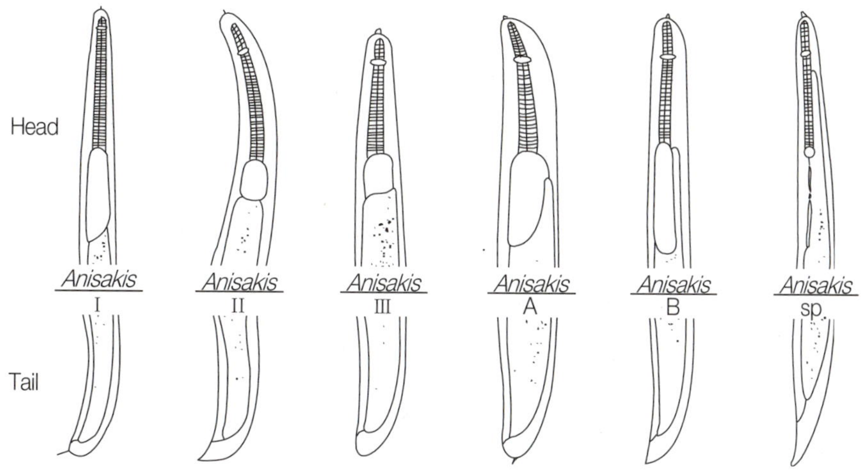

그림 1-13 아니사키스의 두부 및 미부의 형태학적 구별점

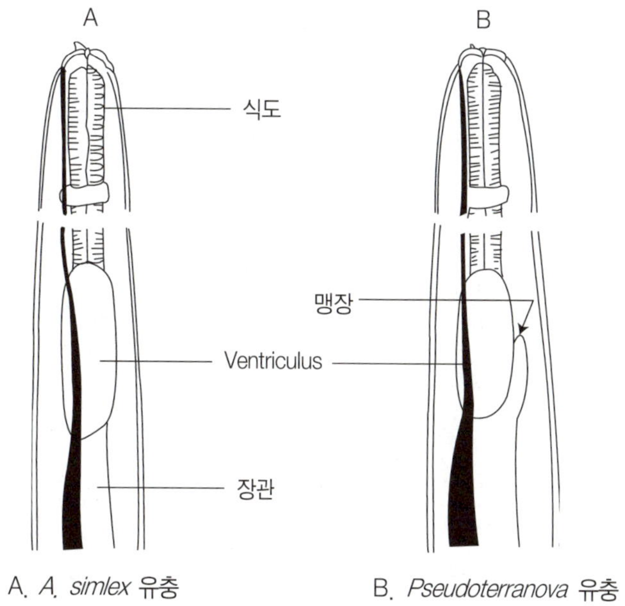

그림 1-14 *Anisakis simplex* 및 *Pseudoterranova* sp.의 형태

아니사키스 유충의 구별방법

Anisakis속(genus)의 유충은 식도, ventriculus, 장관이 단순하게 이어져 있다. 그러나 Pseudoterranova속의 유충은 식도, ventriculus, 장관으로 이어져 있으나, 장관의 맨 앞 부분이 ventriculus 쪽으로 팽창되어 있는 장맹장(intestinal cecum)이 있다.

실험 1-3. 아니사키스(*Anisakis* sp.)의 분리 및 형태학적 구조

성 명		평 점	
실 습 조			
실습일자			

Sketch	설 명

성 명		평점	
실 습 조			
실습일자			

Sketch	설 명

실험 2-1. 췌질의 형태학적 구조

실험목적 :

췌질의 간단한 구조(복흡반과 구흡반, 난소와 고환, 자궁과 자궁 내의 충란 등)를 관찰하고, 흡충류의 일반적인 형태학적 구조를 이해할 수 있어야 한다.

실험내용 :

췌질은 동양 각 지에 분포되며 우리나라의 소에서도 발견된다. 소, 양 등의 췌질도(膵跌道)에 기생한다. 제2중간숙주로서 개미, 메뚜기 등이 확인 되었으나 확실한 생활사는 모르고 있다. 충체의 크기는 10 mm~18 mm × 4.5 mm~7.15 mm이며 구흡반이 큰 것이 특징이다.

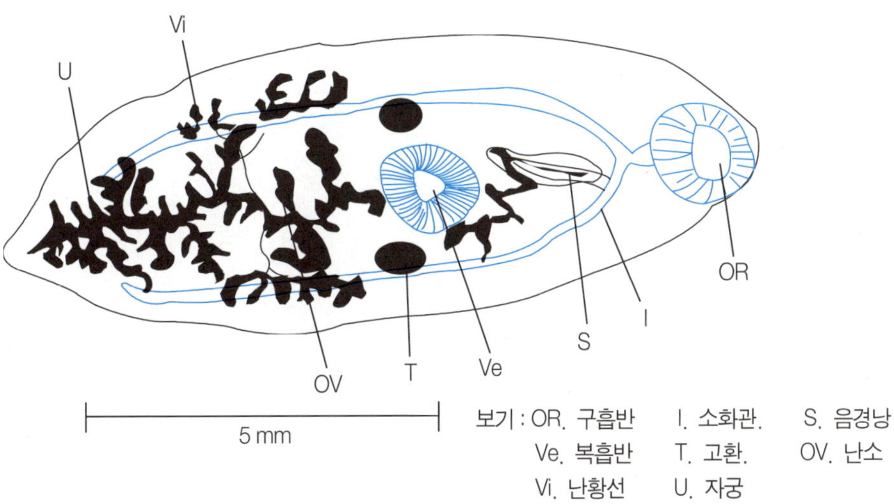

그림 1-15 췌질의 형태학적 구조

---

* 흡충류 중에서 췌질(*Eurytrema pancreaticum*)은 형태학적 구조가 아주 간단하고 선명하여 학생들의 흡충류 구조 이해에 적합하며, 도축장에서 충체의 채집이 비교적 편리하다.

실험준비 :

1) 체질 충체 표본
2) 현미경(30×, 100× 렌즈)과 확대경
3) 연필과 색연필

실험요령 :

1) 췌질의 구흡반과 복합반을 관찰한다.
2) 고환과 난소 그리고 난황선 등을 관찰한다.
3) 자궁과 자궁내의 충란을 관찰한다.
4) 충체가 비교적 크기 때문에 확대경의 관찰이 가능하며 충란은 현미경으로 관찰하도록 한다.

참고 :

※ 췌질 충체표본은 췌질을 채집한 후에 10% formalin에 고정하고 Semicon's Aceto-Carmine액으로 염색한다. 또는 hematoxylin같은 염색액에 단염색(single stain)하여도 된다.

실험 2-1. 췌질의 형태학적 구조

성 명		평 점	
실 습 조			
실습일자			

Sketch	설 명
•췌질 충체 전체를 sketch 하도록 한다.	

성 명		평점	
실 습 조			
실습일자			

Sketch	설 명
•췌질 충체 전체를 sketch 하도록 한다.	

실험 2-2. 간흡충의 형태학적 구조

실험목적 :

간흡충의 간단한 구조(구흡반과 복흡반, 고환과 난소, 식도와 소화관 그리고 자궁과 자궁 내의 충란)를 관찰하고 이해하여야 한다.

실험내용 :

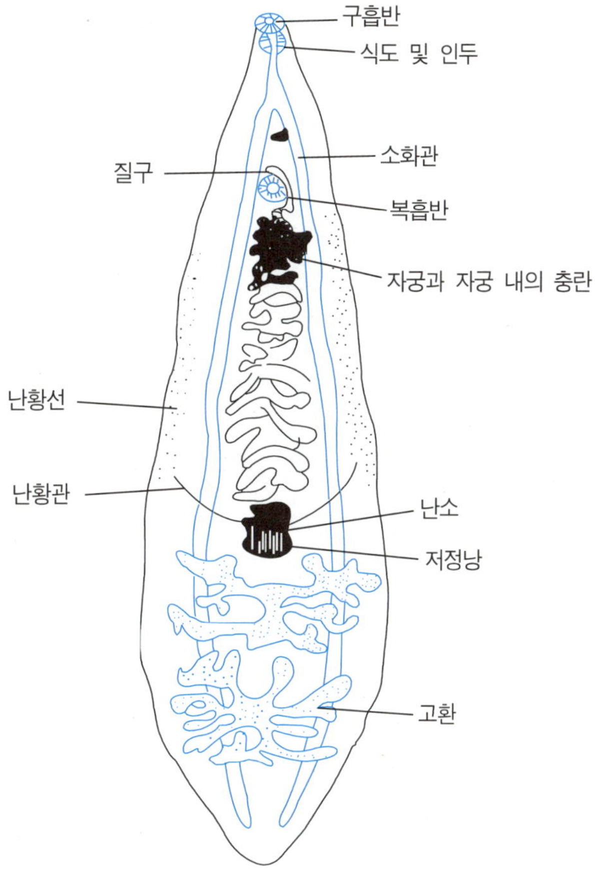

그림 1-16 간흡충의 형태학적 구조

실험준비 :

1) 간흡충 표본 〔간흡충을 Semicon's Aceto-Carmine염색하여 봉입(mount)한 것이다.〕
2) 현미경(30×, 100×, 450× 렌즈)과 확대경
3) 연필과 색연필

실험요령 :

1) 간흡충의 구흡반과 복흡반을 관찰한다.
2) 고환과 난소 그리고 난황선을 관찰한다.
3) 식도와 소화관 그리고 자궁과 자궁 내의 충란을 관찰한다.

실험 2-2. 간흡충의 형태학적 구조

성 명		평 점	
실 습 조			
실습일자			

Sketch	설 명

:

성 명		평점	
실 습 조			
실습일자			

Sketch	설 명

실험 3 조충류의 형태학적 구조

실험 3-1. 무구조충과 유구조충의 형태학적 구조

실험목적 :

1) 조충류의 간단한 구조(두절, 경부, 미성숙편절, 성숙편절, 수태편절)를 알고 있어야 한다.
2) 무구조충과 유구조충의 형태를 관찰하고 구별할 수 있어야 한다.

실험내용 1 :

표 1-2 무구조충과 유구조충의 감별 진단

구별점	무구조충	유구조충
두절	사각형이고, 갈고리 없음	약간 구형, 갈고리 있음
충체길이	길이 4~12 m, 편절수 약 2,000개	길이 2~8 m, 700~1,000개
자궁측지	15~30(평균 18개 ; 한쪽만 계산)	7~13개(평균 9개 ; 한쪽만 계산)
낭미충	Cysticercus bovis(무구낭미충)	Cysticercus cellulosae(유구낭미충)
낭미충 인체감염	극히 드물다.	비교적 많다.
수태편절의 운동	자동적으로 항문으로 기어나온다.	수동적이며, 변과 더불어 배출된다.
생식공	질에 괄약근이 있다.	질에 괄약근이 없다.

실험내용 2 :

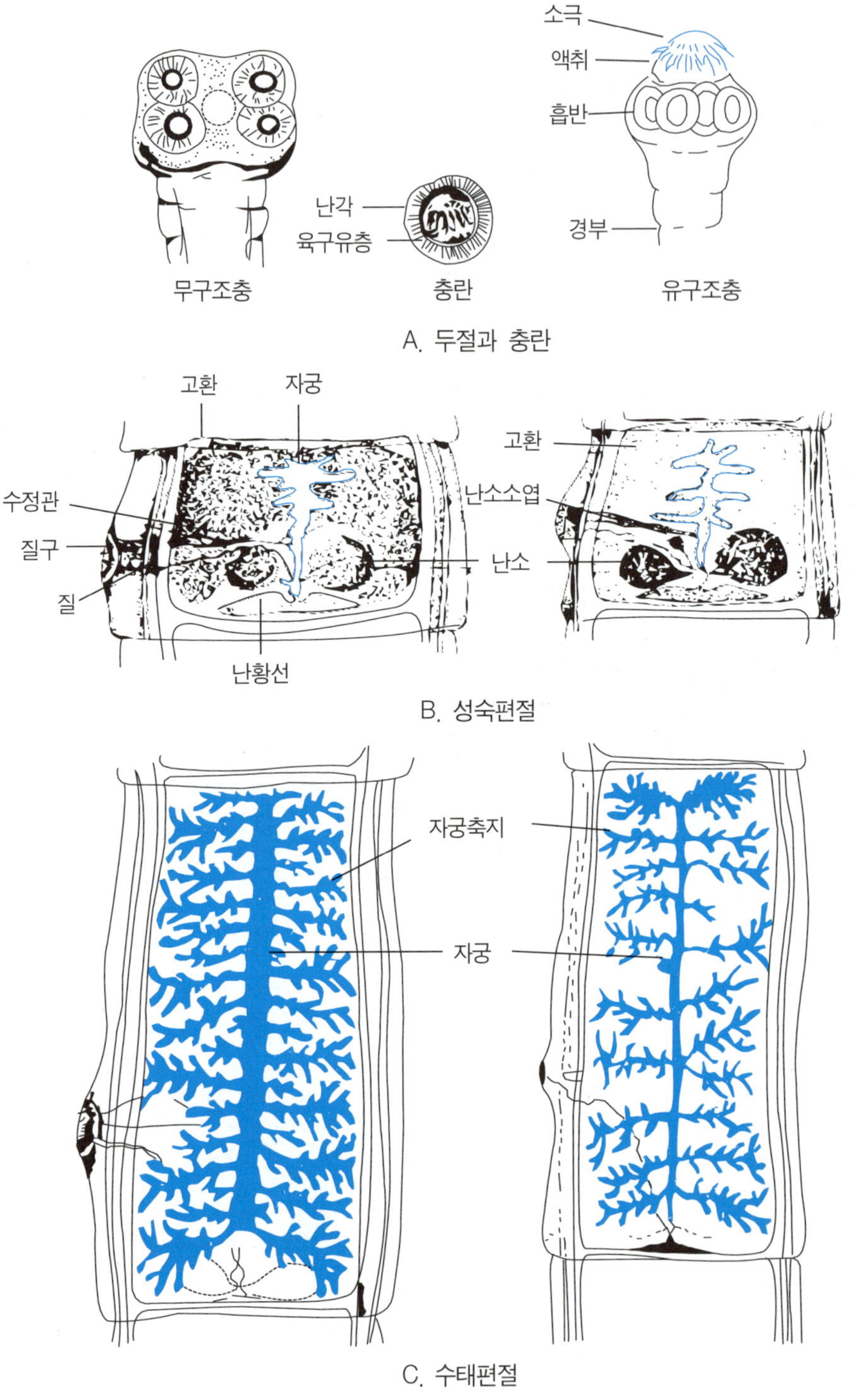

그림 1-17 조충류의 형태학적 구조

실험준비 :

1) 유구조충과 무구조충의 두절표본
2) 유구조충과 무구조충의 수태편절 표본 slides
3) 연필과 색연필

실험요령 :

1) 유구조충과 무구조충 수태편절의 가궁측지를 한편만 정확히 세어서 기록한다.
2) 수태편절의 자궁과 자궁측지 그리고 자궁내의 충란을 관찰한다.
3) 수태편절의 생식공과 배설강을 관찰한다.

※ 1) 두절 표본은 구하기가 힘든 표본이므로 표본이 없을 경우에는 demonstration용으로 관찰하거나 사진 또는 환등 slide상에서 관찰한다.
2) 표본 slide는 10% formalin에 고정한 후 aceto-carmine 염색이나 hematoxylin염색한 것이다.

실험 3-1. 무구조충과 유구조충의 형태학적 구조

성 명		평 점	
실 습 조			
실습일자			

Sketch	설 명
무구조충의 수태편절 :	
유구조충의 수태편절 :	

성 명		평 점	
실 습 조			
실습일자			

Sketch	설 명

연 습 문 제

문 제 1 회충의 입술은 몇 개인가?

문 제 2 회충 수정란(fertilized egg)의 난각은 몇 개이며 명칭은?

문 제 3 유구조충과 무구조충의 형태학적 차이점을 열거하시오.

문 제 4 다음 기생충(성충)을 큰 것부터 순서대로 쓰시오(1, 2, 3………)

① 무구조충(　　)　② 요충(　　)　③ 회충(　　)

④ 십이지장충(　　)　⑤ 편충(　　)

문 제 5 다음 중 관계 있는 것 끼리 연결하시오.

① 요충	A) 말채찍 모양이며 머리 부분이 가늘다.
② 회충	B) 버들잎 모양의 충체, 2개의 고환은 분엽상인다.
③ 편충	C) 두익과 후식도구
④ 간흡충	D) 자웅이체와 쎄르카리아성 피부염
⑤ 주혈흡충	E) 흡구(botheria)와 장미꽃형 자궁
⑥ 광절열두조충	F) 세대교번과 toxoform(반달모양)
⑦ 톡소포자충	G) 3 lips와 생식대
⑧ 듀비니구충	H) 2쌍의 치아와 교미낭

문제 6 다음 기생충(성충)을 작은 것부터 순서대로 쓰시오(1, 2, 3, 4………)

① 간질(　) ② 요꼬가와흡충(　)

③ 간흡충(　) ④ 폐흡충(　)

회 충

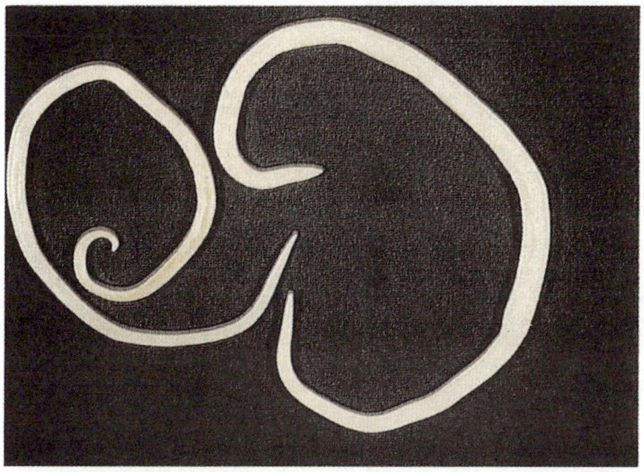

1. 회충의 성충(adult worm, 좌 ♂, 우 ♀)

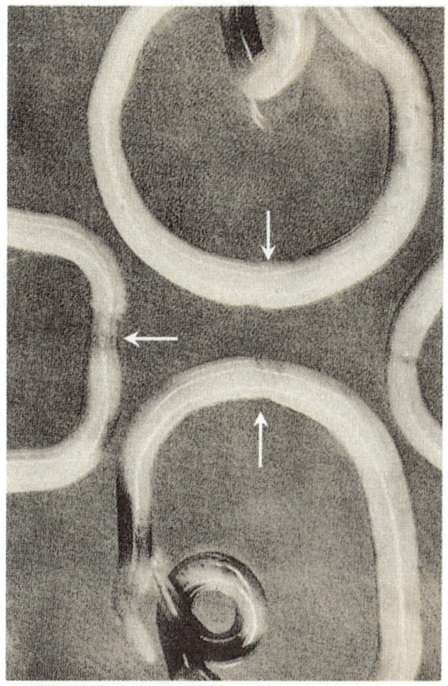

2. 암놈의 음문(vagina) 및 대상부위

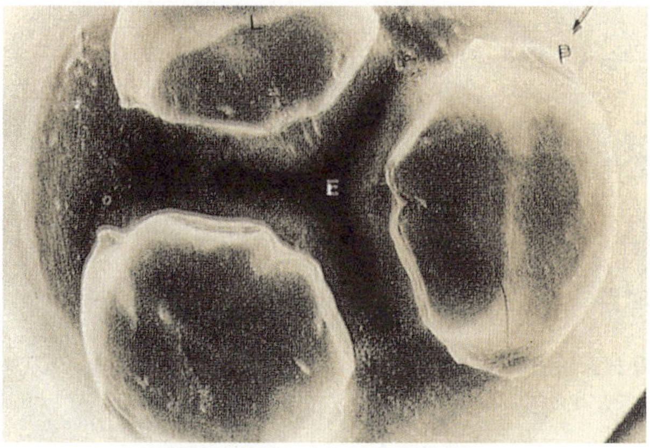

3. 회충. 3개의 입술(mouth lip) 및 구강부위

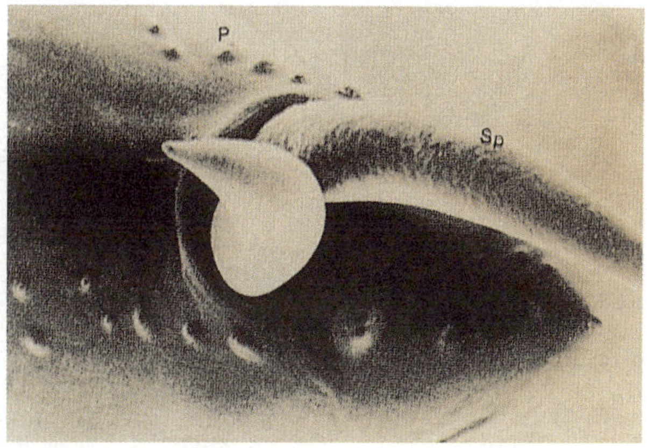

4. 회충(♂)의 교미침

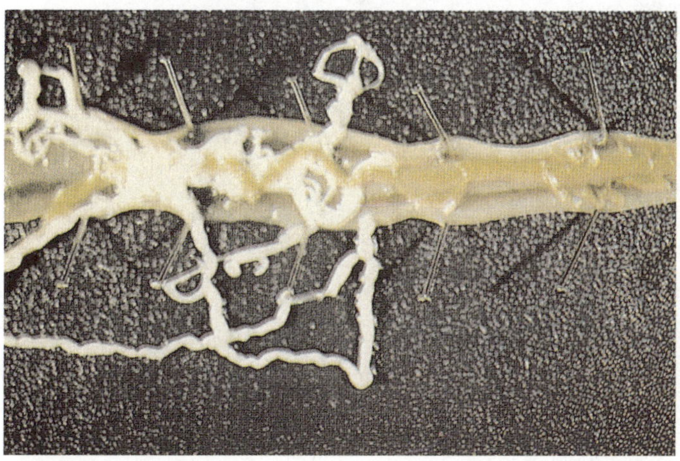

5. 회충(♀)의 해부장면

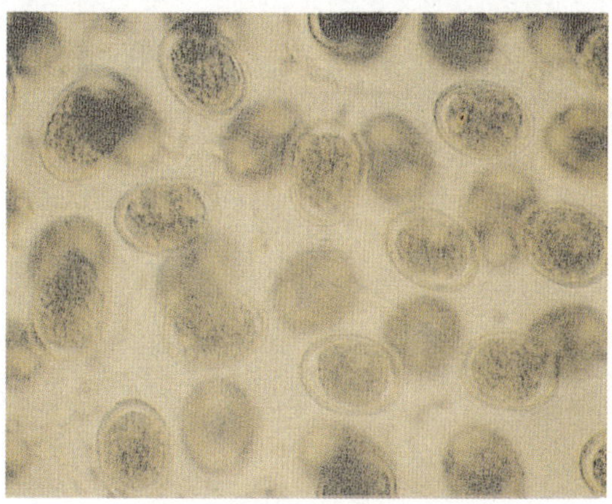

6. 회충(♀) 자궁 내의 충란들(100×)

요충, 편충

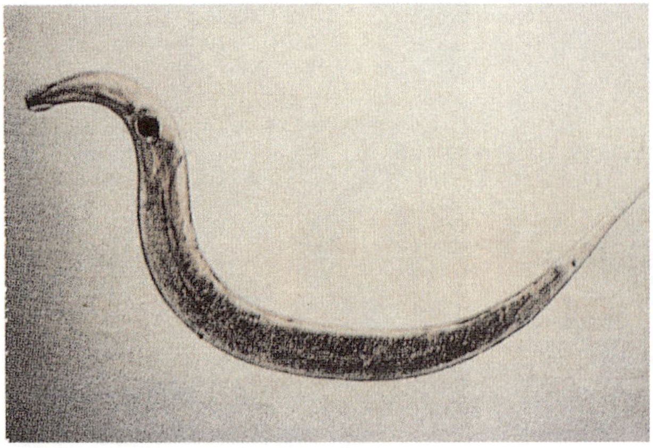
7. 요충의 성충(♀)

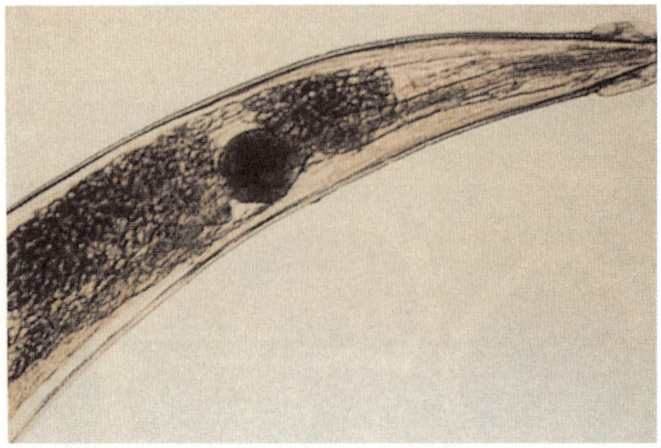
8. 요충의 머리부위 및 후식도구

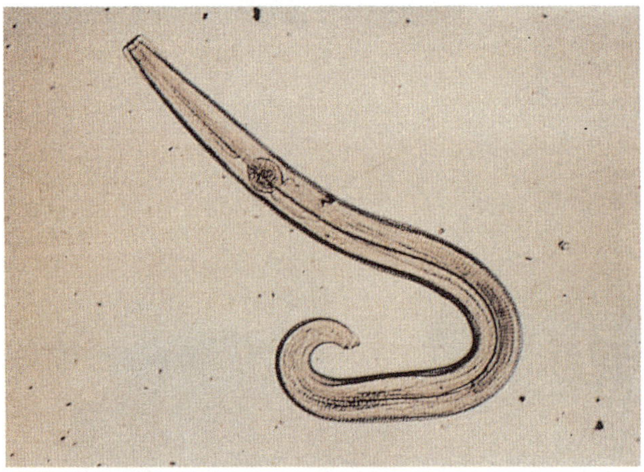
9. 요충의 성충(♂)

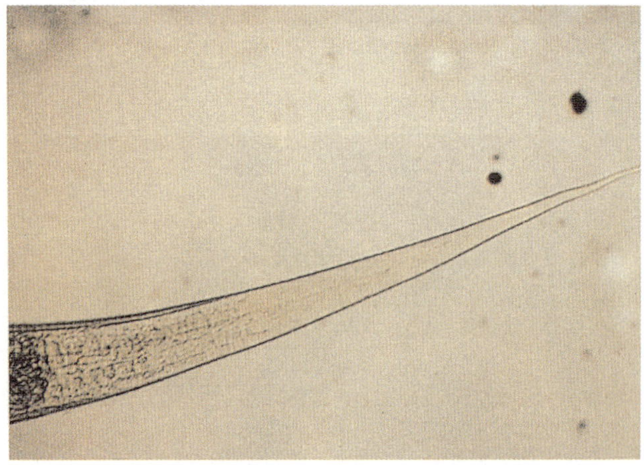
10.요충(♀)의 꼬리부위

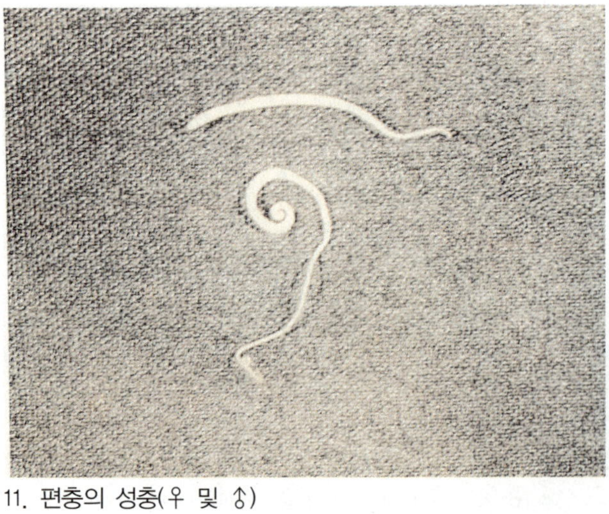
11. 편충의 성충(♀ 및 ♂)

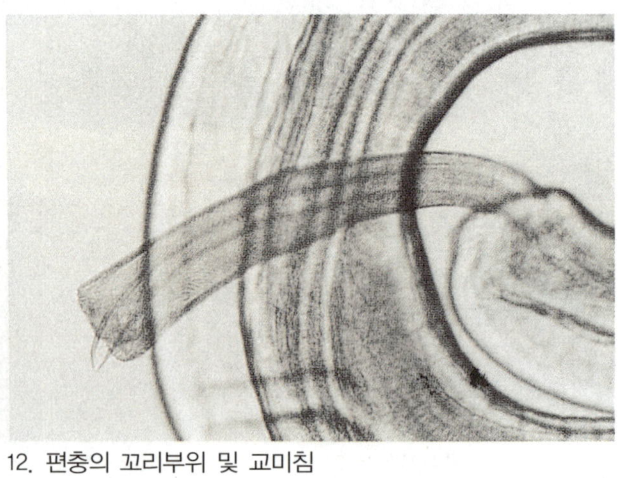
12. 편충의 꼬리부위 및 교미침

십이지장충

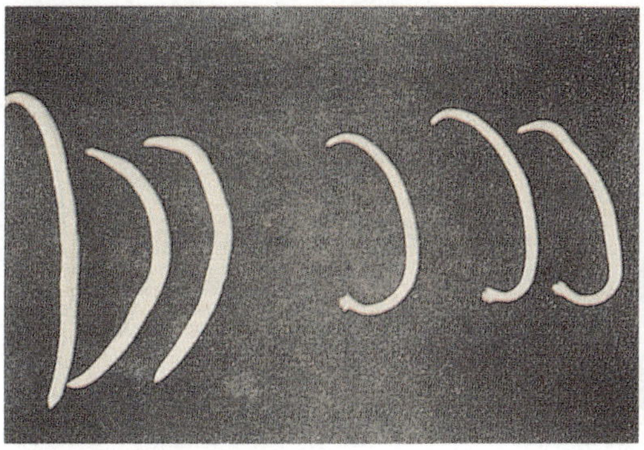

13. 듀비니구충의 성충(♀, ♂)

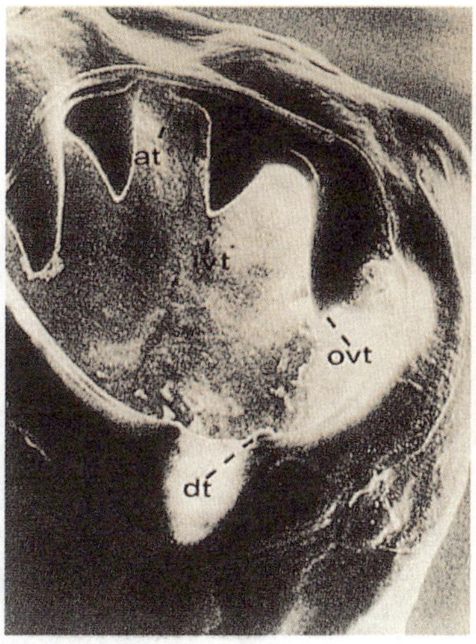

14. 듀비니구충의 구강(및 절치)

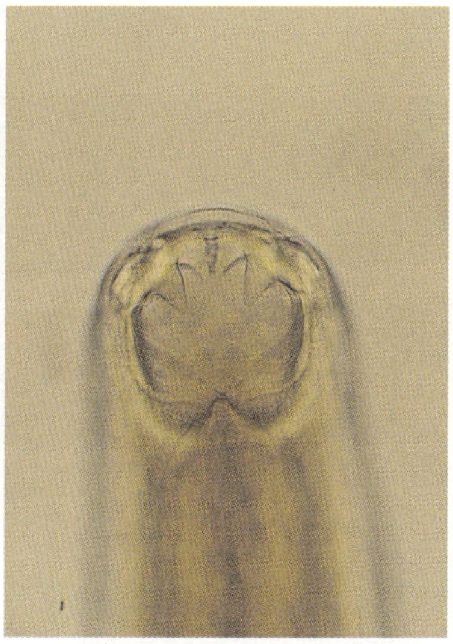

14-1. 듀비니구충의 구강
(광학현미경, 30×)

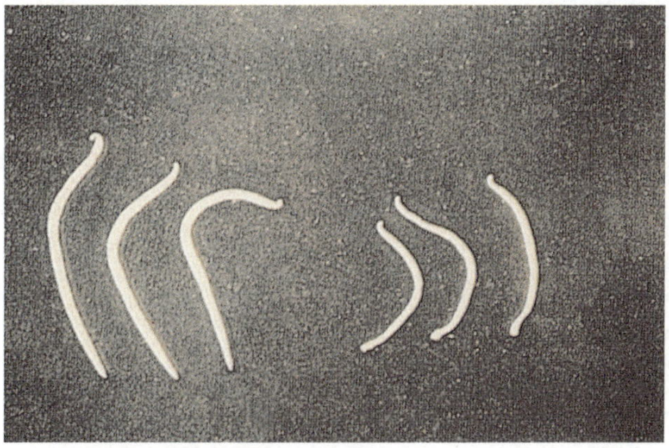

15. 아메리카구충의 성충(♀, ♂)

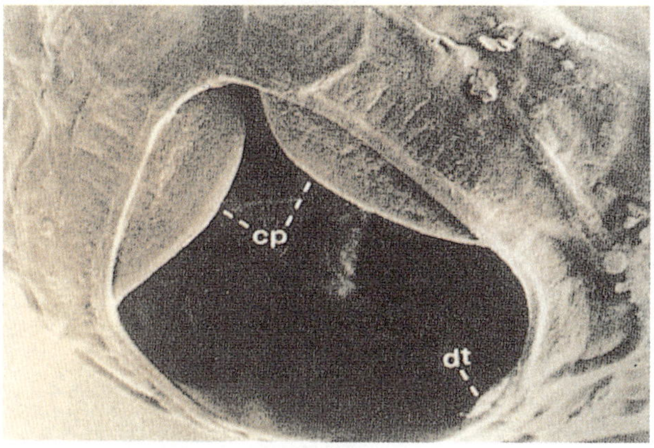

16. 아메리카구충의 구강(및 절판)

간 흡 충

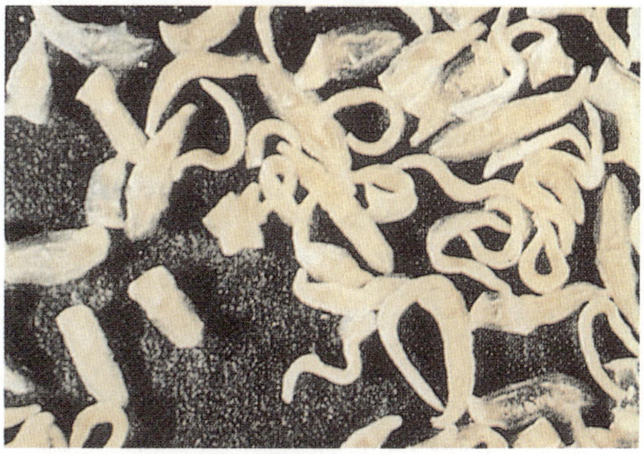

17. 살아있는 상태의 간흡충들

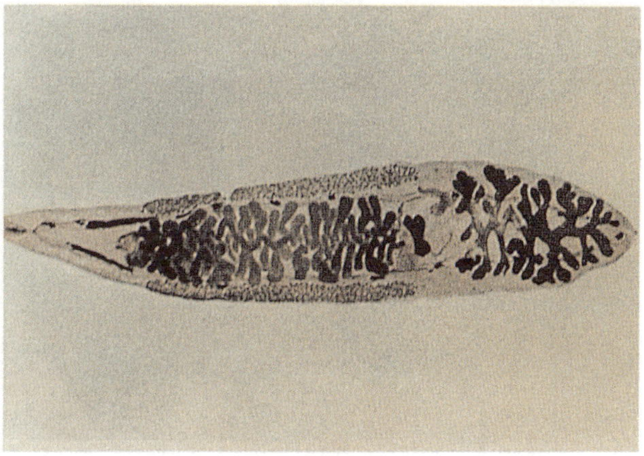

18. 간흡충의 성충(carmine 염색함)

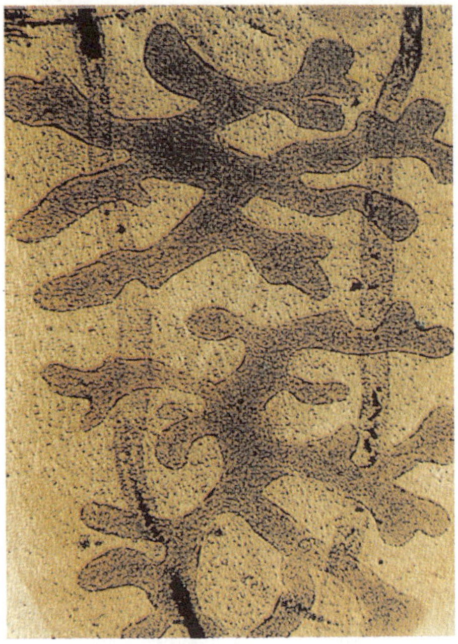

19. 간흡충의 고환부위

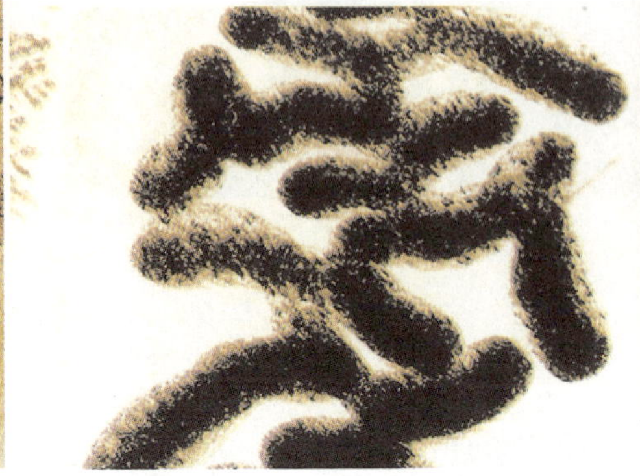

20. 간흡충의 자궁모양

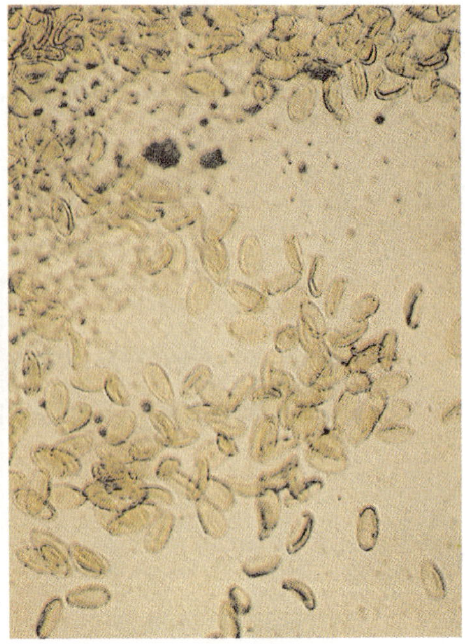

21. 간흡충 자궁 내의 충란들

폐 흡 충

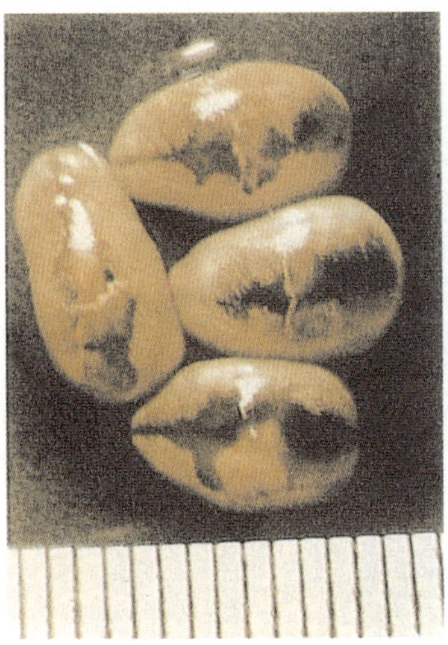

22. 폐흡충의 성충

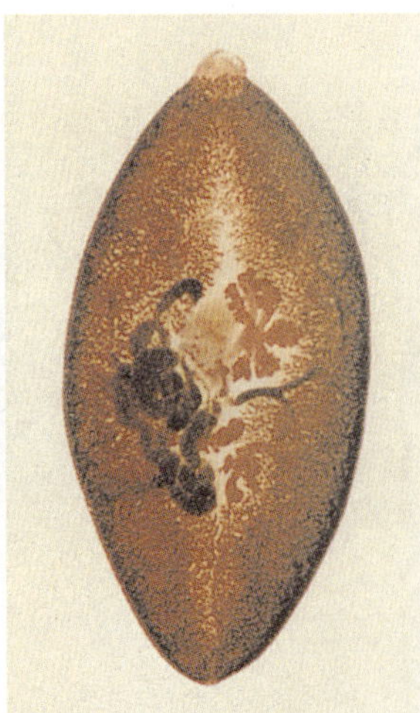

폐흡충(carmine 염색)

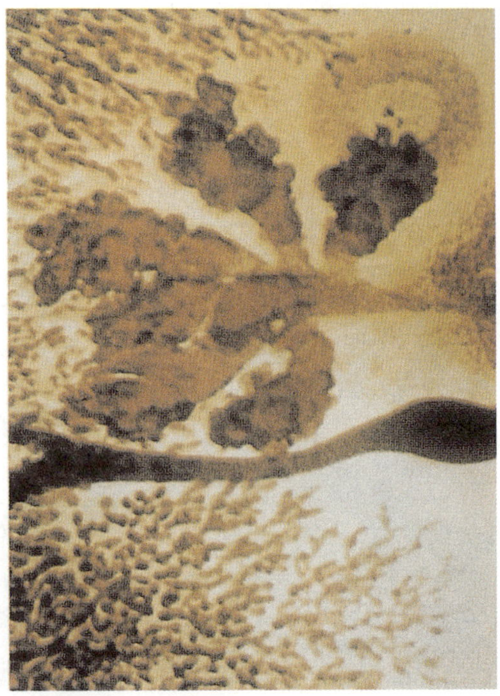

23. 폐흡충의 고환부위

요꼬가와흡충

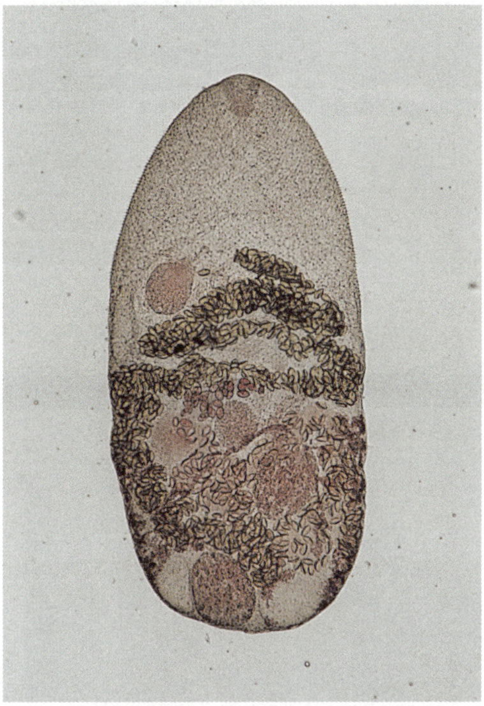

24. 요꼬가와흡충의 성충(carmine 염색)

간질흡충

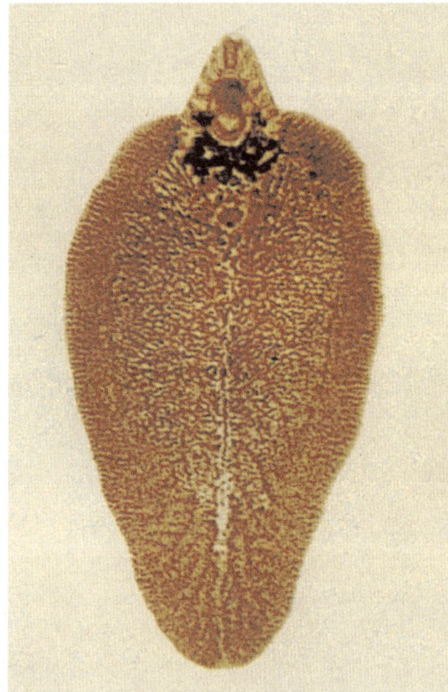

25. 간질의 성충(carmine 염색)

췌 질

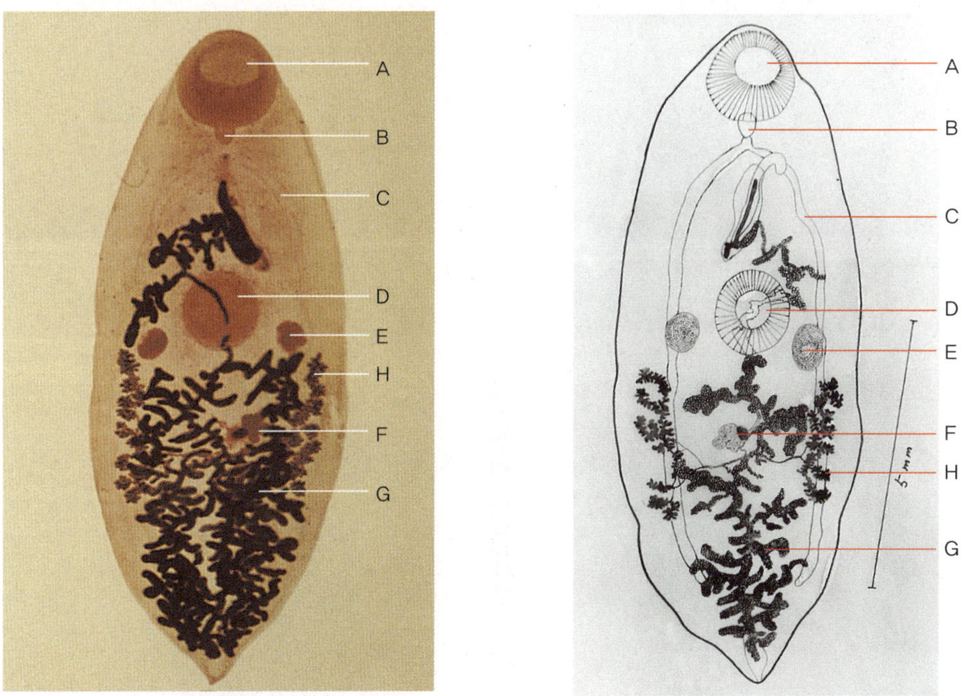

26. 췌질의 성충(carmine 염색, 좌 30×, 양용석, 2000년)
A: 구흡반, B: 식도, C: 장관, D: 복흡반, E: 고환, F: 난소, G: 자궁과 미성숙 충란, H: 난황선

호르텐스극구흡충

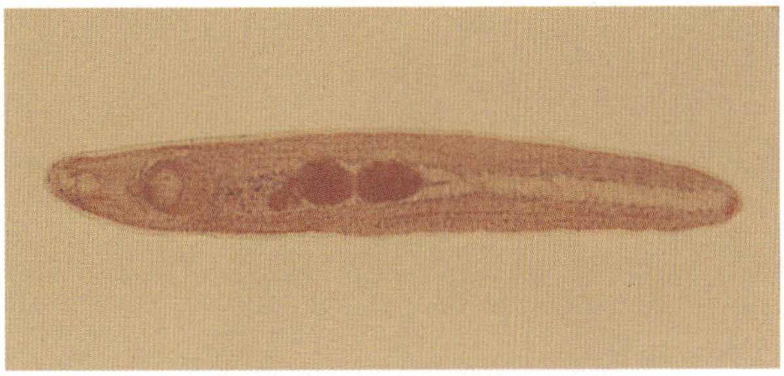

27. 호르텐스극구흡충(carmine 염색)

조 충 류

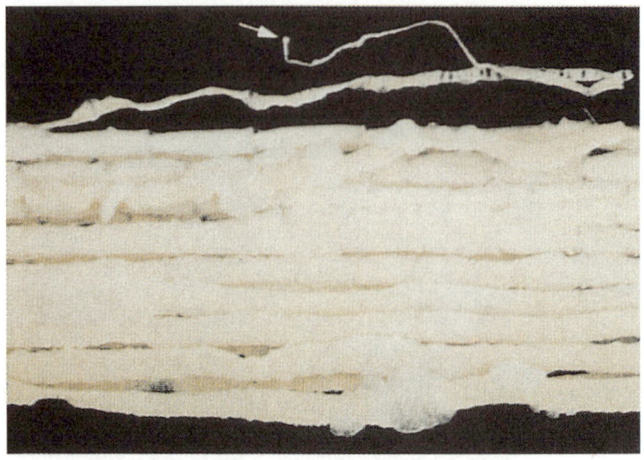

28. 무구조충의 성충

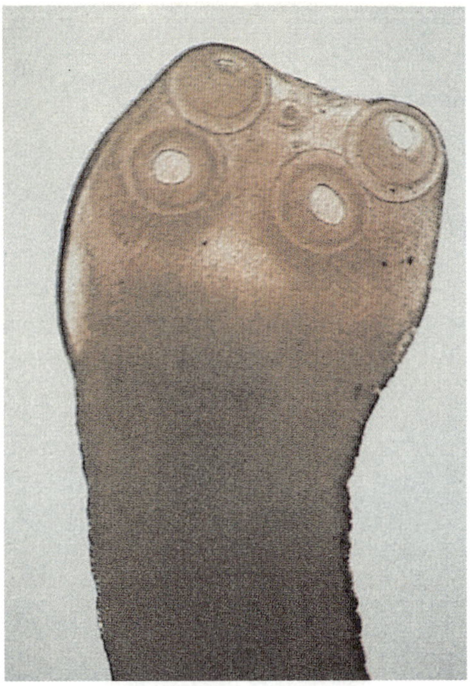

29. 무구조충의 두절(carmine 염색)

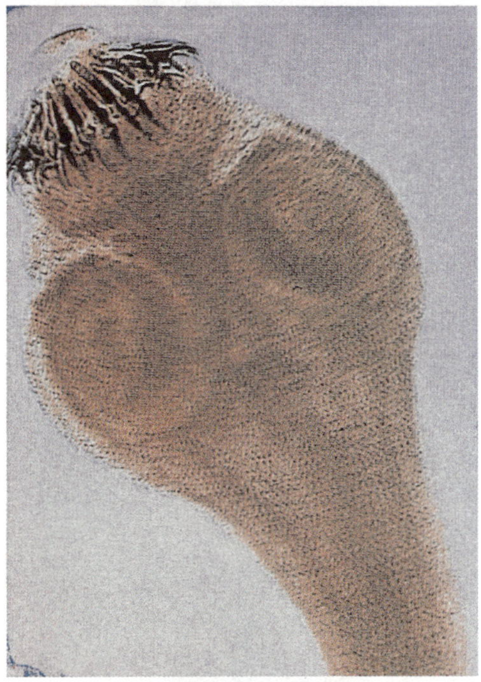

30. 유구조충의 두절(carmine 염색)

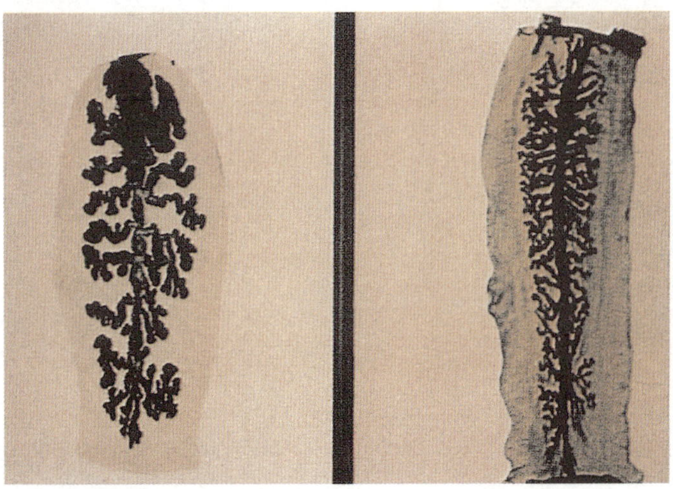

31. 유구조충 및 무구조충의 편절

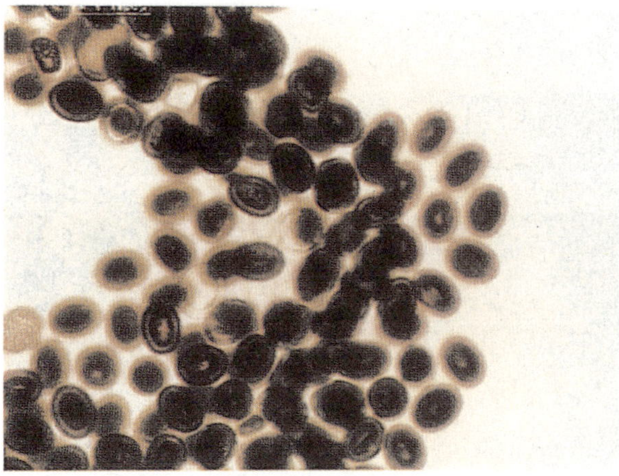
32. 무구조충의 자궁내 충란들

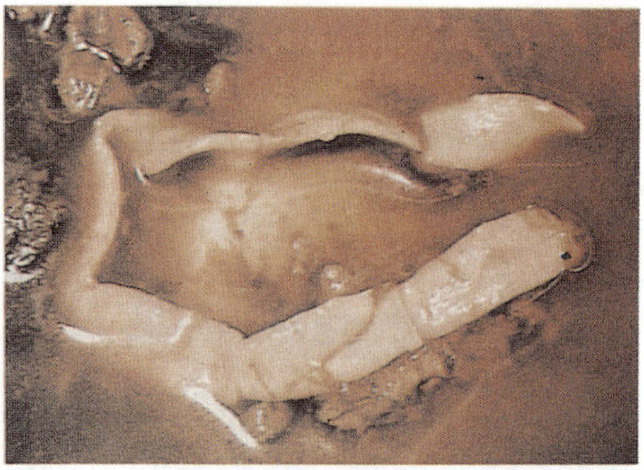
33. 대변 내의 무구조충 편절

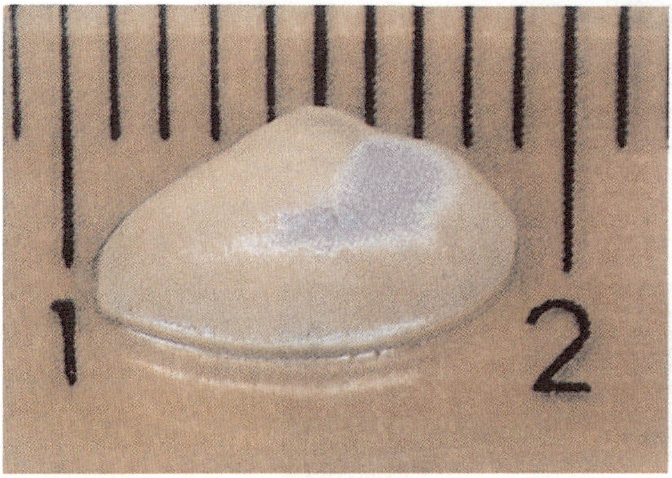
34. 유구낭미충

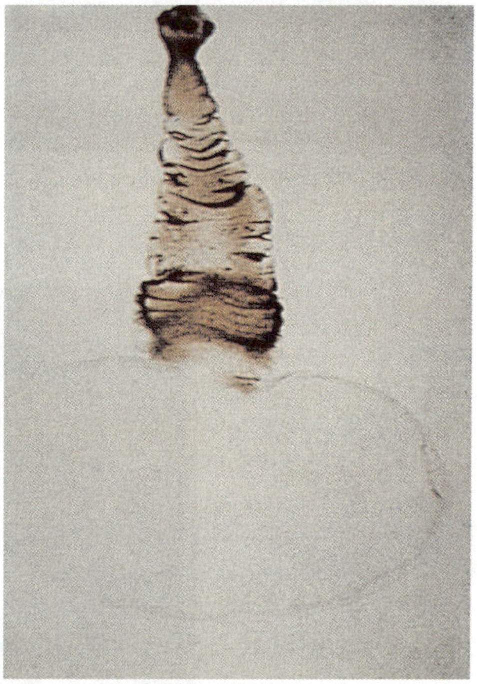
35. Scolex가 이탈된 낭미충

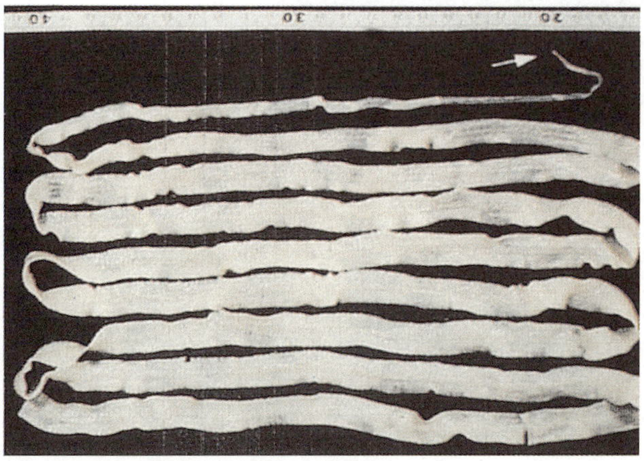
36. 광절열두조충의 성충(→두절부위)

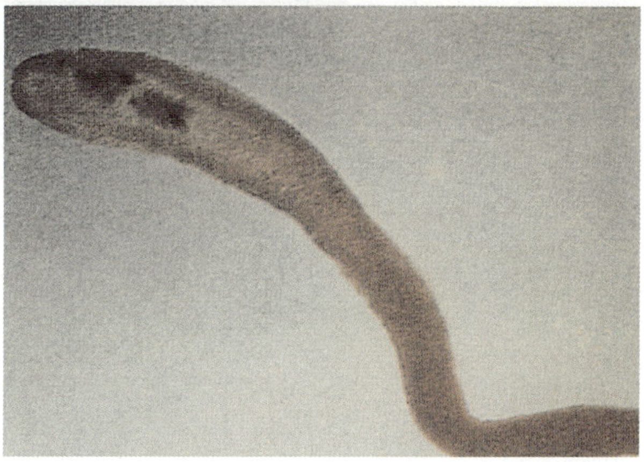
37. 광절열두조충의 두절

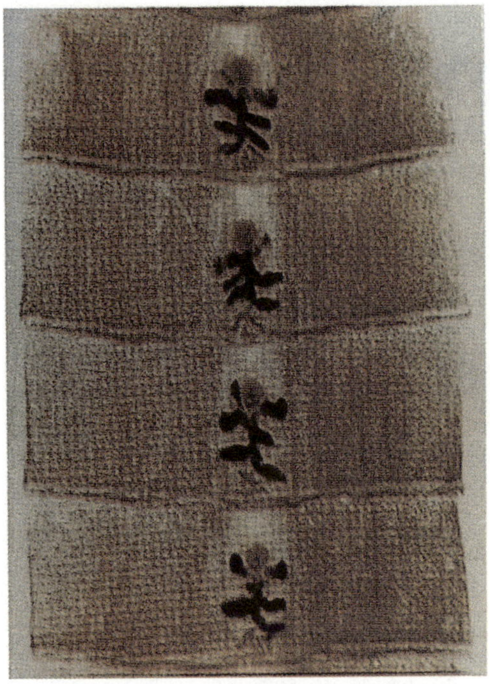
38. 광절열두조충의 편절(carmine 염색)

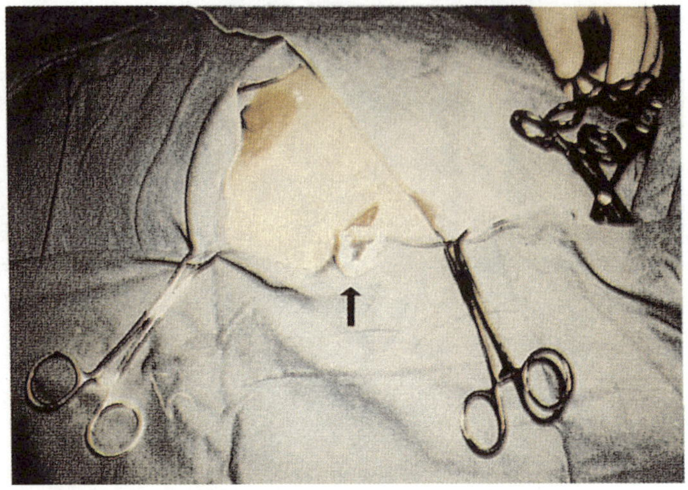
39. Sparganosis 환자

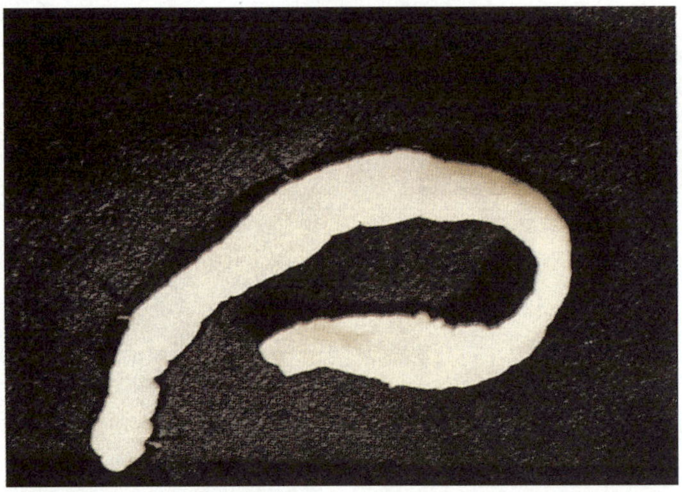
40. Sparganum

단원 3

인체기생충병과 진단

학습목적

1. 각 인체기생충의 생활사를 알고 있어야 한다.
2. 검사과정에서 검출되는 기생충체(영양형, 포낭형, 충란, 유충, 충체 등)를 관찰동정(identification)할 수 있어야 한다.
3. 인체기생충의 검사방법에 대한 응용범위를 이해하고 있어야 하며 요구되는 기생충병의 진단을 위한 검사를 할 수 있어야 한다.
4. 기생충 검사과정에서 발생할수 있는 오차와 심리적오차 그리고 생물학적 차이를 스스로 최소화 하거나 해결할 수 있어야 한다.

학습내용 1

인체기생충병 진단을 원만히 수행하기 위하여 학생들이 알아야 할 것은 우선 각 기생충의 생활사를 알고 있어야 하며, 진단과정에서 검사해야 할 기생충체(영양형, 포낭형, 충란 등)의 형태를 확실히 알고 있어야 한다. 그리고 기생충에 대한 적절한 검사방법을 응용할 수 있어야 함은 물론, 정확한 검사기술을 시행할 수 있어야 한다. 인체 내에 기생하는 기생충의 종류, 기생 부위, 중간숙주, 또는 매개동물, 인체 감염형의 대략적인 사실은 표 1-3과 같다.

표 1-3 기생충의 중간숙주와 기생 부위

기생충(parasite)	기생부위(habiat)	중간숙주 또는 매개동물 (intermediate host or vector)	인체감염형 (infective form)
회충(*A. lumbricoides*)	소장	-	충란(제2기 유충)
십이지장충(Hook worm)	소장	-	충란(제2기 유충)
요충(*E. vermicularis*)	대장(맹장 부근)	-	충란(자충포장란)

편충(*T. trichiurus*)	대장(맹장 부근)	-	충란(자충포장란)
동양모양선충 (*T. orientalis*)	소장	-	충란(제2기유충)
분선충(*S. stercoralis*)	소장	-	감염형 유충
선모충(*T. spiralis*)	소장, 근육	돼지	피포유충 (Encysted larva)
말레이사상충(*B. malayi*)	림프, 혈액	모기(*Ades. Anopheles* 등)	Microfilaria
폐흡충(*P. westermani*)	폐, 기타 조직	다슬기(Melania) - 가재, 게	피낭유충 (Metacercaria)
간흡충(*C. sinensis*)	간, 담도	쇠우렁(Bulimus) - 담수어 등	피낭유충 (Metacercaria)
요꼬가와흡충 (*M. yokogawai*)	소장	다슬기(Melania) - 은어 등	피낭유충 (Metacercaria)
간질(*F. hepatica*)	간, 담도	우렁이(Lymnea) - 수초	피낭유충 (Metacercaria)
일본주혈흡충 (*S. japonicum*)	장간막정맥총	패류	Cercaria
만손주혈흡충 (*S. Mansonai*)	장간막정맥총	패류	Cercaria
방광주혈흡충 (*S. hematobium*)	방광과 골반의 정맥총	패류	Cercaria
유구조충(*T. solium*)	소장	돼지	유구낭미충 (Cysticercus cellulosae)
무구조충(*T. saginata*)	소장	소	무구낭미충 (Cysticercus bovis)
왜소조충(*H. nana*)	소장	(반드시 필요한 것은 아니다)	충란(egg), 의낭미충
쥐조충(*H. diminuta*)	소장	벼룩, 바퀴 등의 절지동물	의낭미충(Cysticercoid)
광절열두조충(*D. latum*)	소장	갑각류(Cyclops) 물벼룩 - 연어 등	스파르가눔 또는 Plerocercoid
위립조충(*E. granulosus*)	간, 기타 내장	사람 등	충란(egg)
이질아메바(*E. histolytica*)	대장, 간, 뇌, 폐등	-	포낭형(4핵성포낭)
람블편모충(*G. lamblia*)	소장	-	포낭형
장섬모충(*B. coli*)	대장	돼지 등	포낭형
질편모충(*T. vaginalis*)	질	-	영양형
말라리아(*Plasmodium* sp.)	적혈구	모기(*Anopheles* sp. 등)	소포자체(Sporozoite)

우리나라는 온대성 기후조건에 있는 지역으로서, 여러 가지 많은 기생충들이 만연하고 있는데 이는 기후조건이 이외에도 식생활습성, 경제, 문화의 정도 등 여러 가지의 요인에 기인되기 때문이다. 그러나 열대성 기후지역 및 특이한 매개동물에 의해 유행되는 Leishmania, Trypanosoma, 열대열말라리아 등은 수입성기생충이다.

학습내용 2

우리나라의 기생충 감염

우리나라는 급속한 경제성장과 생활수준의 향상 등으로 국민의 기생충 감염률이 많이 저하되어 가고 있다. 그러나 아직도 관리가 어려운 기생충과 일부 풍토병(기생충) 등은 감염률이 높으며 계속적인 관리 치료가 필요하다.

학습내용 3

기생충검사에 대한 주의사항

기생충의 발견을 위한 검사방법들은 그 기생충의 생활사(life cycle), 감염부위 등의 특징에 따라서 달라지겠으나, 어떻게 하면 가장 빠른 시간내에 간편한 방법으로 가장 정확하나 결과를 얻을 수 있겠는가에 있는 만큼, 우리는 기생충병(parasitosis)이나 검사방법의 응용에 대하여 정확히 알고 임하여야 할 것이다.

질병의 진단검사에서는 다른 분야에서도 마찬가지겠으나 특히 기생충검사에서는 다음의 사항들이 중요한 문제가 되는 것이므로 항상 진실의 결과를 얻도록 노력하여야 할 것이다.

즉,

① 기생충 검사물(가검물, specimens)의 채취, 부위, 채취량, 채취 시간 등이 제대로 정확히 실행되었는가?

② 가장 적당한 검사방법에 의하여 정확하고 자신있게 실행되었는가?

③ 결과 판단이 객관적으로 실수나 오차없이 정확하게 내려졌는가?

흔히 검사실에서 우리는 검사방법의 이론에만 만족한 나머지, 크나큰 과오를 저지르고 있는 경우가 많다. 정확한 검사방법에 의해 검사의 순서 그대로 처리하여 결과를 보고하였으니, 맡은 바 임무는 끝났다고 간단히 생각하고, 질병 진단에 대한 앞뒤의 이론과 실제, 그리고 정성과 진실, 책임과 협조의 바탕이 결여된 상태에서 한 고귀한 생명을 잃고 1세기에 한 번 볼까 말까 하는 희귀하고 중요한 기생충을 하수도관을 통하여 영원히 잃어버리는 일에 대해선 생각을 못하는 경우가 많다.

검사진단은 노련한 검사원이 우수한 검사기구(장비)와 정확한 순도의 시약(reagent)으로 얻을 수 있는 정확한 검사 결과에 무엇보다 중요하다.

검사수기의 차이는 검사의 진행상 실험 과정에서 생길 수 있는 실험오차(experimental error)와 검사원 자신의 심리적 요인에 의하여 생길 수 있는 심리적 오차(psychological variation), 그리고 검사대상이 되는 환자에게서 올 수 있는 생물학적 오차(biological variation)를 들 수 있는데, 실험오차나 심리적 오차는 검사원의 노력으로 최대한 줄일 수 있다.

연 습 문 제

문제 1 우리나라에서 토착성 풍토병이라고 부를 수 있는 기생충은?

① 회충 ② 편충 ③ 왜소조충
④ 폐흡충 ⑤ 쥐조충(축소조충)

문제 2 다음 기생충의 인체 감염 기생충과 그 기생충의 인체기생부위의 연결형 문제이다. 틀린 답안은?

① 회충 - 소장부위 ② 간흡충 - 인체의 간
③ 폐흡충 - 인체의 폐 ④ 람블편모충 - 인체의 대장 하부위

문제 3 다음 기생충의 인체감염형을 쓰시오.

① 회충 (　　　) ② 요충 (　　　)
③ 말레이사상충(　　　) ④ 요꼬가와흡충 (　　　)
⑤ 이질아메바 (　　　) ⑥ 질편모충 (　　　)
⑦ 사일열원충 (　　　) ⑧ 광절열두조충 (　　　)

문제 4 다음 기생충의 중간숙주를 쓰시오.

① 삼일열원충 (　　　) ② 말레이사상충 (　　　)
③ 요꼬가와흡충(　　　) ④ 광절열두조충 (　　　)
⑤ 간질 (　　　) ⑥ 일본주혈흡충 (　　　)
⑦ 내장리슈만편모충(　　　) ⑧ 무구조충 (　　　)
⑨ 위립조충 (　　　)

문제 5 우리나라에서 인체감염 보고된 극구흡충(Echinostoma)을 2종만 쓰시오.

2

대변검사

단원 1 대변검사

단원 2 도말검사

단원 3 집란검사

단원 4 장내 기생 원충류의 검사

단원 5 충란계산법

단원 6 충란배양법

단원 1 대변검사

학습목적

기생충병 진단을 위하여 검사실에서 진행하게 되는 검사의 종류는 인체가 생리적으로 체외로 배출하는 배출물을 대상으로 검사하면 대개 편리하고 정확한 진단을 가름할 수 있다.

인체의 체외로 배출하는 배출물은 대변, 요, 객담, 질분비물 등이며, 예외로 혈액, 복강액, 척수액을 검사하거나 혈청학적 검사나 생검에 의존하는 경우도 있다.

대변검사로 검사가 가능한 기생충과 응용할 수 있는 검사방법, 그리고 결과의 해석 등에 대한 개괄적인 지식과 이해해야 할 학습목적은 다음과 같다.

1. 대변검사로 진단할 수 있는 기생충증(parasitosis)들은 알고 있어야 한다.
2. 대변검사에서 관찰되는 기생충의 유충 또는 충란의 형태학적 구조를 알고 있어야 하며, 현미경 관찰로 동정(identification) 할 수 있어야 한다.
3. 충란의 대변 내 분포에 대한 Poisson분포 이론과 대변검사의 한계를 알고 있어야 한다.
4. 각 기생충증(parasitosis)의 진단에서 알맞은 검사방법을 응용할 수 있어야 한다.

학습내용 1

대변검사의 일반적인 유의사항

인체기생충으로서 대변과 함께 배출되는 것으로는 충체(adult worm)·유충(larvae)·충란(egg), 그리고 포낭(cyst) 등을 들 수 있는데, 이들 기생충은 위·소장·대장에 기생하는 기생충과 여기에 연결되는 인체기관, 예를 들면 간·췌장 또는 폐에 기생하는 것들이다. 대변 내에서 기생충을 검사한다는 것은 인체 내 어떤 종류의 기생충이 감염되어 있는가를 알기 위한 직접 또는 간접적인 확인 방법이다. 대변의 구성물은 여러 종류의 음식물이 인체 내에 소화된 최종 배설물이며, 기생충 또한 종류에 따라서 생활사·모양(형태) 등이 다르고, 형태의 변형도 이따금 나타나기 때문에 검사가 용이하지 않다.

1) 대변 수집용 용기(container)

대변을 수집하기 위한 용기는 검사의 성질에 따라서 차이가 있겠으나, 우선 상단부 입(wide mouth)이 넓어야 하며, 대변량 10~20 g 정도를 넣을 수 있는 것이면 된다. 그리고 반드시 뚜껑(cap)이 있어야 하고, 바깥면에는 주소·이름·성별·나이·수집일자·특기사항 등을 기입할 수 있는 기재면이 있어야 한다.

① 폴리에틸렌(polyethylene)용기 : 60 ml(2온스) 용량의 크기로 입이 넓고 뚜껑(cap)이 잘 들어맞아야 한다.

② 비닐(vinyl)봉지 : 두께 0.02 mm×세로 10 cm×가로 8 mm 정도의 비닐봉지면 된다. 이는 우리가 직접 만들 수 있고, 경제적이며, 대량검사(mass survery), 장거리 우송에 편리하다.

③ 기타 : 60 ml-용량의 wax컵, wax paper box, styrene컵, 유리컵 등

2) 대변 수집량

수집량은 대략 5 g 이상이어야 한다. 검사에 필요한 양이 최소한 5 g이며, 대변량이 충분하면 기생충란의 변형도 어느 정도 막을 수 있다.

3) 대변 채집시간

대변의 채집에서부터 검사까지의 시간은 짧을수록 좋다. 특히 영양형 검사에서는 더욱 그러하다.

4) 대변의 관리 및 처리

기생충검사실은 대변·소변·기타 배설물 등으로 항상 불결상태에 있다. 특히 대변인 경우에는 직접 인체감염이 가능한 충란·포낭·세균들이 포함되어 있으므로, 검사중이나 검사 후에 남은 잔여물질의 처리에 세심하여야 한다. 가압멸균이 가장 좋은 방법이고, 소각시키는 방법도 좋다.

5) 충란의 산란과 대변 내 분포

인체의 소장에 기생하는 회충·십이지장충·동양모양선충이 산란한 충란은 소화과정에 있는 음식물과 함께 장의 운동에 따라 대변 내에 균등하게 분포된다고 하며, 대장에 기생하는 편충이나 소화관 이외의 기생부위에 있는 폐흡충·간흡충 등은 대변 내에 균등히 분포되지 않을 경우도 있다고 한다. 그러나 대변검사에 임할 때에는 충란이 일반적으로 대변내에 균등히 분포되어 있는 것으로 간주하고 검사를 한다.

① 충란의 대변 내 분포

기생충이 산란한 충란을 대변에 골고루 분포된 균등분포라고 한다. 대변의 전체 양에 대하여 여기에 포함되어 있는 충란의 전체 양은 물론 대변의 전체 양 보다는 적을 것이다. 마찬가지고 우리가 검사하기 위하여 체취한 일부의 대변(검사물)에 포함되어 있는 충란도 그리 많지 않을 것이다. 그러므로 통계학적으로 충란이 대변 내에 이산분포된 형식을 포아슨(Poisson)분포형식이라고 하며, 출현치(X)의 출현확률은 다음과 같이 표시된다.

$$f(X) = \frac{\mathrm{mX}}{X!}\, e^{-m}$$

m : 출현 빈도의 평균치　e : 자연대수(= 2.71818)

② 직접도말법에 의한 충란 검출률

직접도말법(18×18 mm 덮개유리)에 의한 표본 1매의 검사가 가능한 대변량은 2~5(평균 3 mg)mg이다. 만일 회충이 암놈 1마리가 감염되어 있다고 할 때 직접도말법의 표본 1매에서 충란이 발견될 출현 빈도의 평균치(m)가 다음과 같이 계산된다.

회충 자충(female) 1일 산란수 100,000개

성인(어른)1일 대변량 200 g

대변 1 g에 포함된 회충란 수(EPG) 100,000 ÷ 200 = 500

$$500 \times \frac{3}{1,000} = 1.5\text{개}$$

그러므로 Poisson분포형식에 의하여 회충 암놈 1마리가 기생하고 있을 때, 직접도말법에 의해 1매(3 mg)의 표본을 작성하여 검사하였다면 출현치(m)가 0이 되는 확률을 구하면 0.223이 된다.

③ 셀로판 후층도말법에 의한 충란 검출률

만일 셀로판후층도말법에 의하여 검사하였다면 회충란의 출현빈도의 평균치(m)는 다음과 같이 계산된다(셀로판후층도말표본 1매의 검사 대변량은 약 60 mg정도이다).

$$500 \times \frac{60}{1,000} = 30$$

이의 출현치(m)가 0이 되는 확률을 구하면 0.000이 된다. 즉, 회충 암놈 1마리가 기생할 때 직접도말법(18×18mm 덮개유리)에 의한 1매의 표본 작성으로 충란검출률은 78% 정도이고, 셀로판후층도말표본 1매 작성으로는 충란검출률이 100%인 것이다.

6) 대변검사의 한계

장관 내에 기생충이 실제로 기생하고 있더라도 대변검사만으로는 검사가 불가능할 경우가 있다. 대변검사를 실시할 경우에 다음의 경우를 염두에 두면서 검사에 임하여

표 2-1 각종 기생충의 1일 산란수(EPDOF)

기 생 충 명	EPDPF
회충(수정란)	150,000 240,000
회충(불수정란)	11,000~6,000
듀비니구충	22,000
아메리카구충	10,000
동양모양선충	50~260
편충	5,000~7,000
간흡충	4,200~7,000
폐흡충	10,000~20,000
요꼬가와흡충	280

야 한다.

① 기생충이 아직 어려서 충란을 산란하지 못할 때
② 기생충이 원래 배출하는 충란의 수가 적은 경우(주혈흡충 등)
③ 기생충이 노쇠하여 충란 생산을 중단하고 있는 상태일 때
④ 기생충의 충란 산란이 극히 억제된 상태일 때
⑤ 약물 사용으로 충란의 산란이 극히 억제된 상태일 때
⑥ 수컷(male)만이 기생하고 있을 때

7) 검사방법의 선택

장내의 원충과 윤충란 검사에서 어떤 기생충을 검사할 것이며, 또 어떤 형태(stage)를 검사할 것인가에 따라서 적절한 검사방법을 선택해야 할 것이다. 일반적으로 검사실에서는 직접도말법, 원심침전법 그리고 부유법의 세 가지를 한 번에 병용하여 동시에 실시하므로서 바람직한 기생충검사 결과를 기대할 수 있다.

물론 세 가지를 한 번에 실시하므로서 다소 번잡한 작업의 불편을 가질 수 있겠으나 작업과정을 잘 이용하면 그렇지도 않다.

그리고 기생충의 종류에 따라서 적절한 방법이 이용되어야 한다. 원충과 회충을 동시에 검사한다면 일반적으로 직접도말법과 침전법을 동시에 사용하면 좋을 것이며, 구충이나 동양모양선충의 경우에는 부유법을 이용하고 특수한 검사목적인 경우에는 배양법까지 겸할 수 있다.

대략적인 기생충과 그 검사방법 이용에 대한 관계는 표 2-2와 같이 생각할 수 있다.

표 2-2

검사방법	적용기생충
직접도말법	원충
MGL법	연충 전부, 원충(포낭형)
부유법	구충, 동양모양선충
충란배양법	분선충, 구충, 동야모양선충
항문주위도말법	요충, 조충(*TaSenia* sp.)
AMS Ⅲ 법	주혈흡충, 폐흡충, 편충

학습내용 2

대변 중의 기생충란 검사

대변검사의 방법은 대체로 다음과 같이 구분하여 생각할 수 있다.

- 대변검사
  - 도말법
    - 직접도말법(direct smear method)
    - 셀로판후층도말법(cellophane thick smear method)
  - 집란법
    - 부유법
      - 간이식염수부유법
      - Zinc - sulfate 부유법
    - 침전법
      - Formalin - ether 침전법
      - AMS Ⅲ 침전법(특별한 경우의 검사방법인)
  - 배양법

표 2-3 선충류(Nematodes)

기 생 충	검경(object of microscope)	가검물(specmen)
회충	충란	대변
편충	충란	대변
듀비니구충	충란	대변
아메리카구충	충란	대변
동양모양선충	충란	대변
요충	충란	항문주위도말
분선충	유충(larvae)	대변
거대신충	충란	소변
말레이사상충	microfilaria	혈액

표 2-4 흡충류(Trematodes)

기 생 충	검경(object of microscope)	가검물(specmen)
간 흡 충	충 란	대 변
폐 흡 충	충 란	객담, 대변
간 질	충 란	대 변
요꼬가와흡충	충 란	대 변
일본주혈흡충	충 란	대 변
만손주혈흡충	충 란	대 변
방광주혈흡충	충 란	소 변

표 2-5 조충류(Cestodes)

기생충	검경(object of microscope)	가검물(specmen)
광절열두조충	충란, 편절	대 변
무 구 조 충	충란, 편절	대 변
유 구 조 충	충란, 편절	대 변
왜 소 조 충	충 란	대 변
쥐 조 충	충 란	대 변

학습내용 3

기생충란의 감별요령

인체의 장관이나 장관에 연결되는 기관에 기생하는 기생충의 충란은 대변검사를 실시하여 검사하게 되는데, 우리는 기생충란과 비슷한 이물질(pseudoparasites)과의 세심한 구별과 이상란(imperfect egg)의 확인 및 감별에 특히 유의하여야 한다. 그러나 기생충은 저배율(100배)의 검경 시야에서도 확인될 정도로 크기가 크며, 각 충란마다 독특한 특징의 형태가 있으므로 진단이 가능하다.

우리나라에서 대변검사로 발견되는 윤충란(helminth ova)을 보면 다음과 같다.

① 흔히 잘 발견되는 충란 : 편충 · 회충 · 요충 · 간흡충 · 요꼬가와흡충 등

② 이따금 발견되는 충란 : 조충(Taenia sp.) · 십이지장충 · 폐흡충 · 왜소조충 등이다.

③ 아주 희귀하게 발견되는 충란 : 간질 · 쥐조충 · 분선충 · 광절열두조충 · 동양모양선충 등

충란의 감별은 다음과 같은 관점에 유의하여 감별하면 편리하다.

(1) 충란의 크기(size)

충란의 종류에 따라서 대개 일정한 크기를 가지고 있다. 간질 충란에서 간흡충란에 이르기까지 전부 차이가 있으며, 현미경의 저배율(low power)로도 감별이 가능한 크기들이다.

일반적으로 윤충란들을 회충란(수정란)과 그 크기를 비교하면 다음과 같다.

A. 회충란(수정란)보다 훨씬 큰 충란들 : 간질, 비대흡충, 만손주혈흡충, 방광주혈흡충
B. 회충란(수정란)보다 약간 큰 충란들 : 폐흡충, 동양모양선충, 쥐조충, 회충불수정란, 일본주혈흡충
C. 회충란(수정란)과 거의 비슷한 크기의 충란들 : 십이지장충, 왜소조충, 광절열두조충.
D. 회충란(수정란)보다 약간 작은 충란들 : 편충, 요충, 조충(*Taenia sp.*)
E. 회충란(수정란)조다 아주 작은 충란들 : 간흡충, 요꼬가와흡충, 이형흡충

(2) 충란의 모양

충란은 종류에 따라서 원형·타원형 등의 특징 있는 모양을 가지고 있다.

(3) 충란의 색깔

충란은 종류에 따라서 무색·담황색·담갈색·황금색과 같은 특유의 색깔을 띠고 있다.

(4) 충란의 난각 또는 그 부속물

회충란의 단백막·간흡충란의 난개와 같은 특징적인 것들을 가지고 있다.

(5) 충란의 내용물

십이지장충란의 4핵세포, 간흡충 충란의 miracidium, 요충란의 자충과 같이 특유의 내용물을 가지고 있다.

충란의 내용을 구분하여 설명하면 다음과 같다.

A. 난세포가 분열하지 않고 있는 상태의 충란(unsegment) : 회충, 편충, 폐흡충, 간질, 광절열두조충.
B. 난세포가 이미 여러 개로 분리되어 있는 상태의 충란(cleavage stage) : 동양모양선충, 십이지장충.
C. 유충기생태의 충란(larvae stage) : 간흡충, 요꼬가와흡충, 요충, 왜소조충, 쥐조충, 조충(*Taenia sp.*), 주혈흡충.

그리고 기생충란 중에는 다음과 같은 서로 비슷한 종류들이 있으므로 주의하여야 한다.

A. 십이지장충란과 동양모양선충란

B. 십이지장충란과 회충수정란의 탈각란

C. 간흡충란과 요꼬가와흡충란

D. 회충불수정란과 폐흡충란

그러나 위의 다섯 가지 관점에서 구별하면 어려움이 없다.

그러면 각 기생충란의 형태와 특징을 더욱 구체적으로 예를 들면서 공부하여 보기로 한다.

먼저 기생충란 또는 원충포낭등의 크기 Lμ × Wμ (예: 폐흡충란의 크기는 80~118 μ × 48~60 μ)이란 어떻게 측정 표시된 것인가 하면, 기생충란의 크기를 현미경의 대안렌즈(ocular lenz)에 ocular micrometer를 놓고 대물대(stage) 위에 object micrometer slide glass를 놓은 다음, object micrometer위에 측정하고자 하는 충란이나 포낭을 놓고 측정된 것이다.

측정부위는 다음 그림과 같이 측정표시 된다.

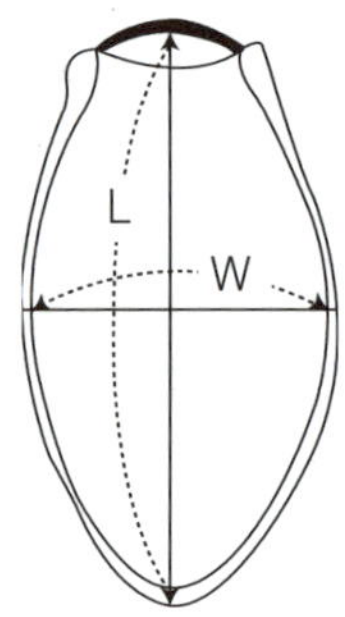

그림 2-1 폐흡충란의 크기

폐흡충란의 크기를 micrometer로 측정하여 표시하는 방법은 ① 먼저 새로의 길이를 측정하여 표시하고 ("L") ② 다음에 가로의 길이를 측정하여 표시한다("W"). 폐흡충란의 크기 80~118 μ × 48~60 μ는 세로가 80~118μ 크기의 범위에 있으며 가로가 48 × 60 μ 크기의 범위에 있다는 뜻이다.

그리고 기생충란 검사에서 검사시간이 늦어지거나 가검물의 채집수송이 수시간 이상 늦어질 경우에는 이미 충란이 부화상태에 있을 경우가 허다하다 그러므로 학생들은 충란의 부화과정 상태의 구체적인 형태화 내용을 알고 있어야 한다.

우리나라에서 흔히 발견되며 학생들이 꼭 알고 있어야 할 윤충란(Helminthess ova)들의 형태와 부화과정의 난세포 또는 유충등을 그림으로 도해하여 설명하면 다음과 같다.

(1) 난개(operculum)가 있는 충란들

충란의 부속물 또는 내용물	전형적인 충란	부화후의 유충

※ 간흡충란(*Clonorchis sinensis*)

크기 : 29μ ×16μ

모양 : 난원형이며 난개가 있다.

난각 : 비교적 두꺼운 난각

색조 : 황갈색

특징 : 뚜껑과 다른 난각과의 연결부위에는 돌출부(shouldering)가 있어 이 충란의 가장 중요한 특징을 이루고 있으며, 내부에 자충(miracidium)을 포장한다.

감별 : 요꼬가와흡충과 모양, 크기, 색조 등이 매우 비슷하여 감별이 요구되며 돌출부를 주의 깊게 관찰해야 한다.

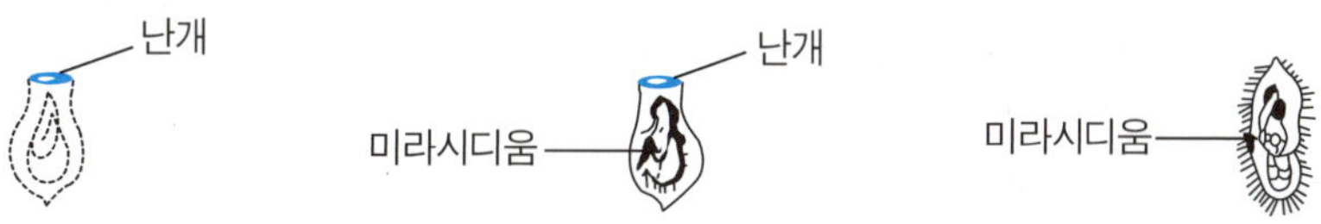

※ 요꼬가와흡충란(*Metagonimus yokogawai*)

크기 : 28~30μ ×16~17μ

모양 : 거의 타원형

난각 : 현저한 이중 난각

색조 : 담황색이며, 광택이 있다.

특징 : 난개가 있다.

감별 : 본 충란은 뚜껑과 난각의 이행부가 뚜렷하지 못해 간흡충란과 감별할 수 있다. 그러나 이형흡충란(Heterophyes)과는 아주 비슷하다.

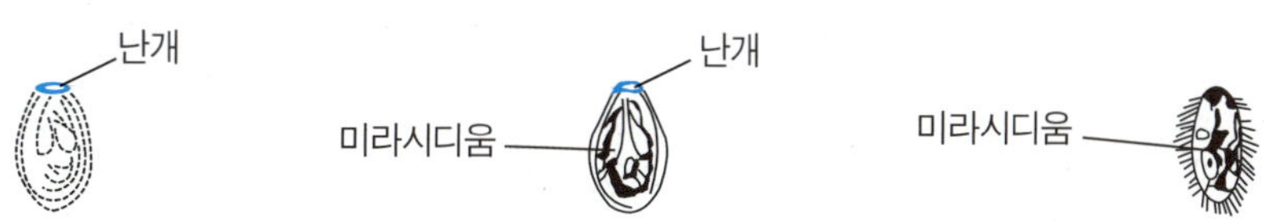

※ 폐흡충란(*Paragonimus westermani*)

크기 : 80~118 μ ×48~60 μ

모양 : 타원형이며 난개가 있다.

난각 : 비교적 두꺼우며 난각의 후단은 약간 두텁다.

색조 : 황금색 또는 황갈색

특징 : 충란 내부에 1개의 난세포와 여러 개의 난황세포가 있다.

감별 : 광절열두조충 충란 및 회충의 불수정란

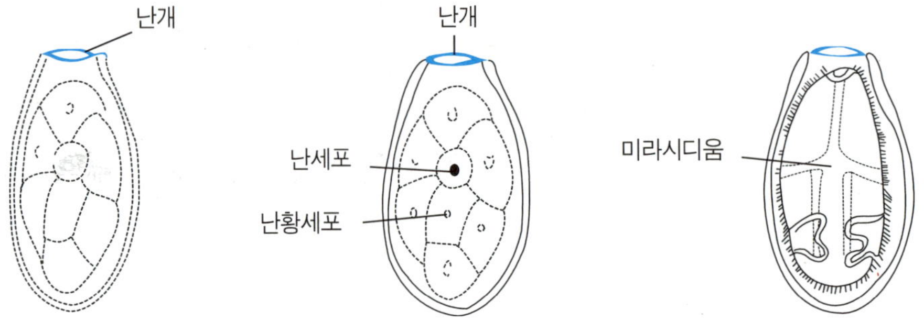

※ 간질충란(*Fasciola hepatica*)

크기 : 130~145 μ ×70~90 μ

난각 : 비교적 얇고 명확치 않다.

색조 : 황색 또는 연한 황갈색

특징 : 우리나라에서 발견되는 윤충란 중에서 제일 크고 1개의 난세포와 여러개의 난황세포를 포장

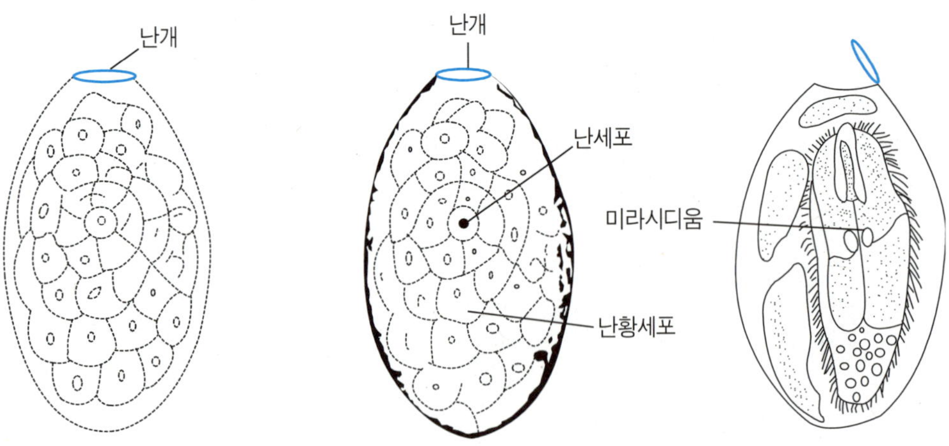

※ **광절열두조충란(*Diphyllobothrium latum*)**

크기 : 70 × 45 μ

모양 : 타원형이며, 난개가 있다.

난각 : 비교적 얇다.

색조 : 담황색 및 황갈색

특징 : 1개의 난세포와 여러개의 난황세포를 포함

감별 : 폐디스토마충란 및 회충의 불수정란

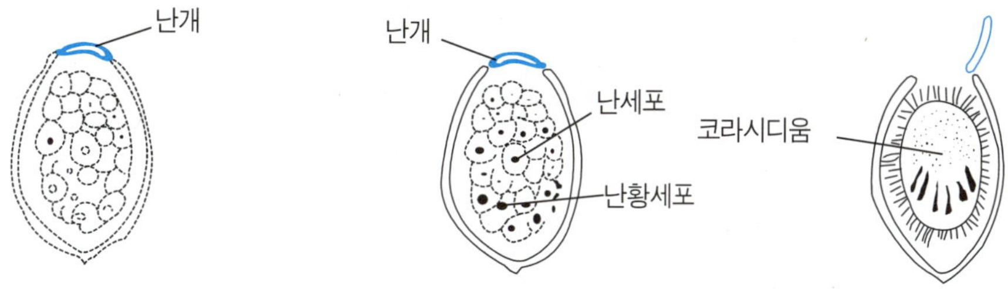

윤충란 중에서 난개가 있는 충란(5개)들은 전부 흡충류들인데 광절열두조충란은 조충류에 속하는 기생충으로서 충란에 난개가 있다 그리고 5종류 중에서 간흡충란과 요꼬가와흡충란은 충란 내에 miracidium이 차 있는데 다른 것은 전부 난황세포와 난세포로 차있다. 그러나 현미경 상에서는 난세포와 난황세포를 확실하게 구분하지 못하는 경우가 대부분이다.

특히 간흡충과 요꼬가와흡충은 크기가 작으며 비슷하여서 구별에 난점이 있으나 난개의 모양과 난각과 난개 접합부위의 돌출부(shouldering part) 유무로 구별이 가능하다. 전자현미경 상에서 관찰된 확실한 차이점을 소개하면 다음과 같다.

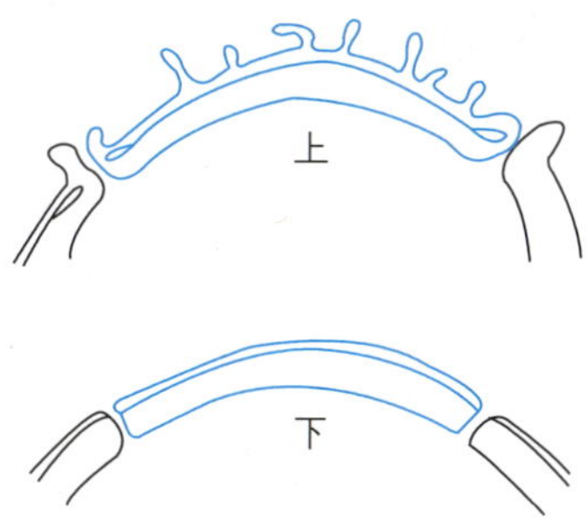

그림 2-2

上 : *C. sinensis*의 난개와 난각-접합부위의 돌출부가 특이하고 충난외각은 muskmelon(사향참외)처럼 표면에 그물 무늬가 있다.
下 : *M. yokogawai*의 난개와 난각-접합부위의 돌출부가 없고 muxkmelon이 없다.

(2) 육구유충(Hexacanth embryo and Hooklet)이 있는 충란들

충란의 부속물 또는 내용물	전형적인 충란	중간숙주 내의 유충

※ 조충란(*Taenia* sp.)

크기 : 31~43μ (직경)

모양 : 구형 또는 아구형

색조 : 난각이 초록색 광택을 흔히 보임.

특징 : 두꺼운 방사선 모양의 난각 내에 유충이 있으며, 유충에는 3쌍의 갈구리가 있다.

감별 : 왜소조충란

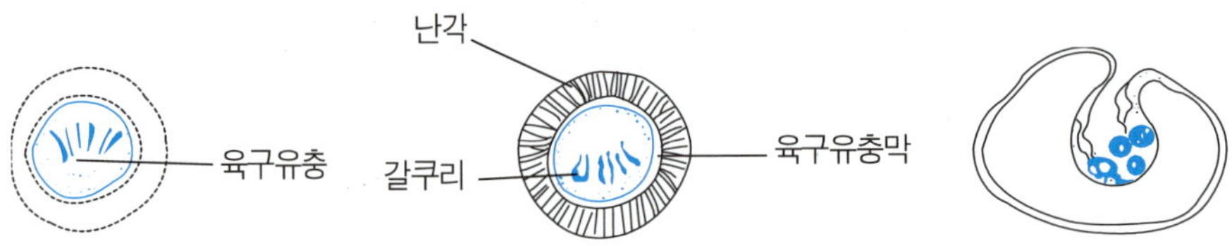

낭미충(*Cysticercus*)

※ 왜소조충란(*Hymenoleis nana*)

크기 : 30~47μ (직경)

모양 : 구형 및 아구형

난각 : 난내피와 난외각으로 구별되어 있다.

색조 : 무색이거나 황색

특징 : 난내피에는 2개의 두터운 부위가 특이하며, 이로부터 투명한 극사가 나오며, 3쌍의 란셋형 갈구리가 있다.

감별 : 촌충란의 충란 및 쥐조충

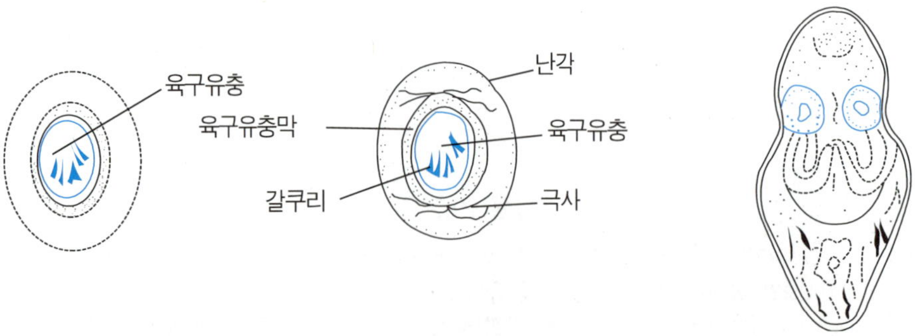

의망미충(Cysticercoid)

※ **쥐조충란**(*Hymenolepis diminuta*)

크기 : 60~88μ ×50~81μ

모양 : 구형 또는 아구형

색조 : 황색 또는 황갈색

난각 : 외각에서 방사선 모양의 줄무늬가 있다.

세포 : 육구유충과 갈구리가 있다.

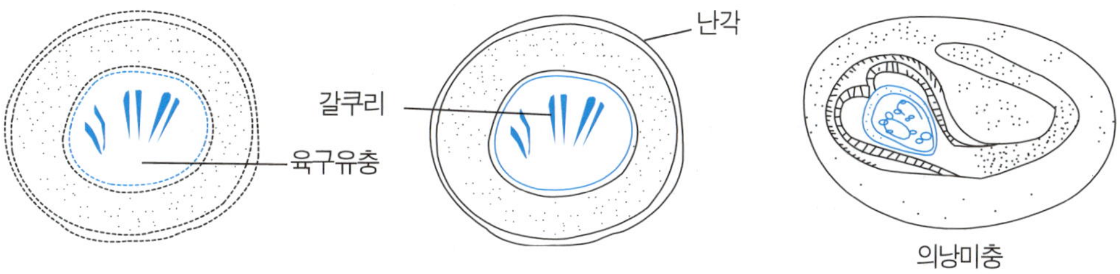

※ **위립조충란**(*Echonococcus granulousus*)

크기 : 30μ ~ 36μ

모양 : 구형

색조 : 담갈색 또는 황갈색

난각 : 난각에 방사선 모양의 구조가 있다.

세포 : 육구유충과 갈구리가 있다.

특징 : 조충(*Taenia* sp)란과 구별이 어렵다.

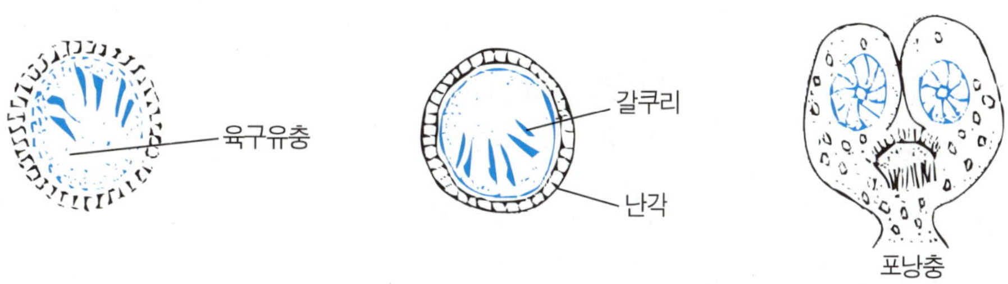

위에서 육구유충 내에 hookle(갈고리)가 있는 충란은 전부 조충류(cestoda)에 속하는 기생충이며 이 중에서 위립조충은 우리나라에서 인체기생 예가 없는 기생충으로서 실습에서 충란을 볼 수가 없다. 그리고 유충조충란과 무구조충란은 충란으로 구별이 불가능하다. 조충류의 충란 중에서 정확한 구조를 왜소조충(소형조충)란을 예로 들어서 그림과 함께 자세히 표시하면 다음과 같다.

※ **왜소조충 충란**

크기 : 44~52 μ × 36~44 μ

모양 : 구형 또는 아구형

색깔 : 초자상

설명 : 양쪽에 4~8개의 극사가 있고 육구유충안에는 3쌍의 란셋모양인 갈쿠리가 있는데 10~13 μ 정도이다.

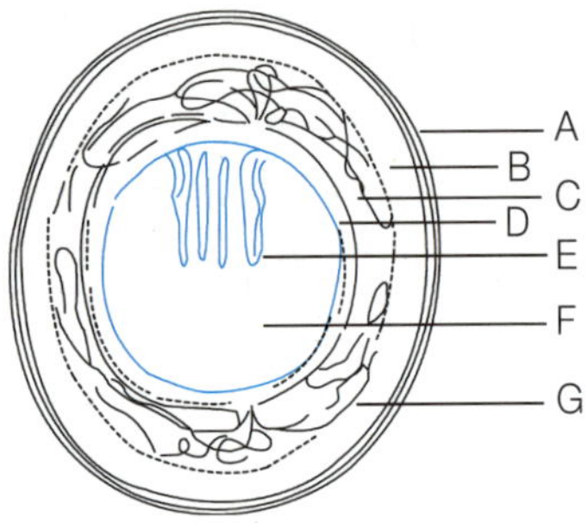

A. 난각(egg layer)
B. 난막(shell membrane)
C. 육구유충각(embryophore shell)
D. 육구유충막(embryophore membrane)
E. 갈쿠리(hooklets)
F. 육구유충(onchosphora)
G. 극사(polar filaments)

(3) 난세포와 난황세포가 충란 내에 있는 충란

충란의 부속물 또는 내용물	전형적인 충란	부화과정의 충란

※ **1) 회충 수정란**(*Ascaris lumbricoides, fertilized egg*)

크기 : 60~75 μ ×40~50 μ

모양 : 난원형

난각 : 단백막, 키틴막, 지질막

난세포 : 배출 즉시 1개의 충란세포(single blastomere)로 나타난다. 오래되면 분열하여 2세포기, 4세포기 또는 자충이 있는 것도 있다.

색도 : 단백층이 보통 담즙에 염색되어 황갈색으로 보인다.

변이 : ① 불규칙형의 난각을 내는 경우

② 단백막이 벗겨진 경우

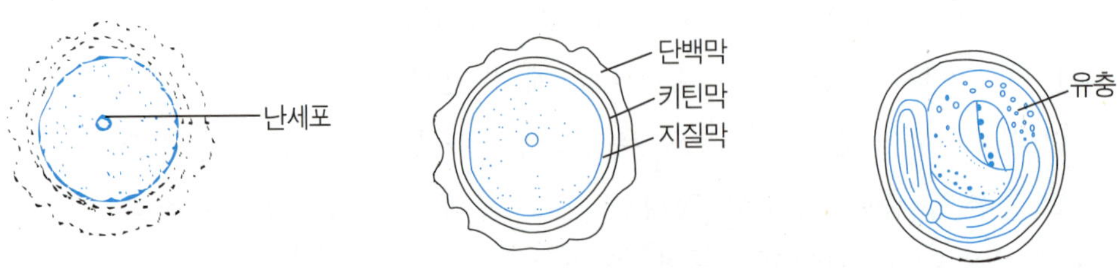

※ 2) **회충 불수정란**(*Ascaris lumbricoides, unfertilized egg*)

크기 : 80~90μ ×54μ

모양 : 타원형

난각 : 수정란과 같으나 키틴막이 비교적 얇다.

색조 : 수정란과 같다.

세포 : 과립으로 차 있고 세포는 없다.

※ **편충란**(*Trichuris trichiura*)

크기 : 50~55μ ×20~25μ

모양 : 술통모양

난각 : 양쪽 끝에 점액마개(mucoid plug)이 있다.

색조 : 보통 담즙에 염색되어 황갈색을 나타낸다.

세포 : 보통 단세포

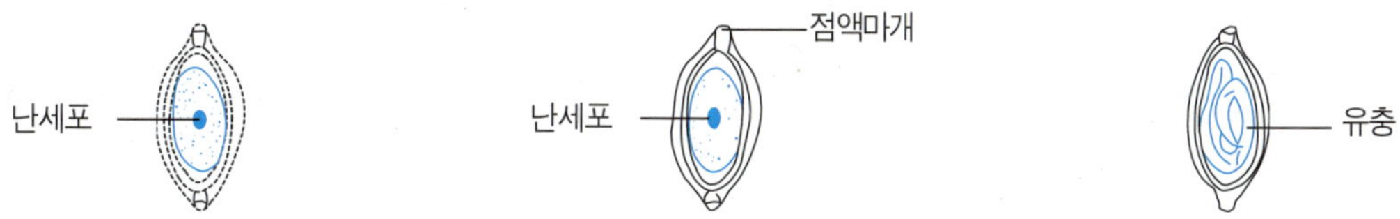

※ **십이지장충란**

십이지장충란에는 듀비니구충(Ancylostoma duodenale)과 아메리카구충(Necator americanus)이 있으나, 충란으로는 이 두가지를 감별하기 곤란하므로 Hook worm이라고 부르는 것이 타당하다.

크기 : 60~65 μ ×40 μ

모양 : 직사각형에 가까운 아구형

난각 : 키틴막으로 되어 있으나 얇다.

색조 : 무색 투명(난각)

세포 : 신선 대변에서는 4세포기가 보통이며, 오래 되면 8세포기, 상실기, 유충포장란 등으로 된다.

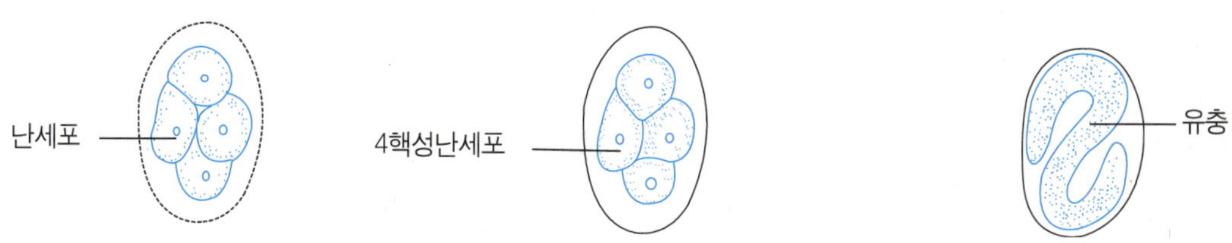

※ 동양모양선충란(*Trichostrongylus orientalis*)

크기 : 75~90μ × 54μ

모양 : 긴 타원형, 한쪽 끝이 뾰족한 경우가 많다.

난각 : 얇은 키틴성 막

색조 : 난각은 무색 투명, 세포는 황갈색

세포 : 곧 배출된 충란에서 상실기로 나타나며, 지체하면 곧 유충포장란이 된다.

특징 : 한쪽 끝이 뾰족하고 얇은 키틴성막

감별 : 십이지장충란 및 회충 불수정란

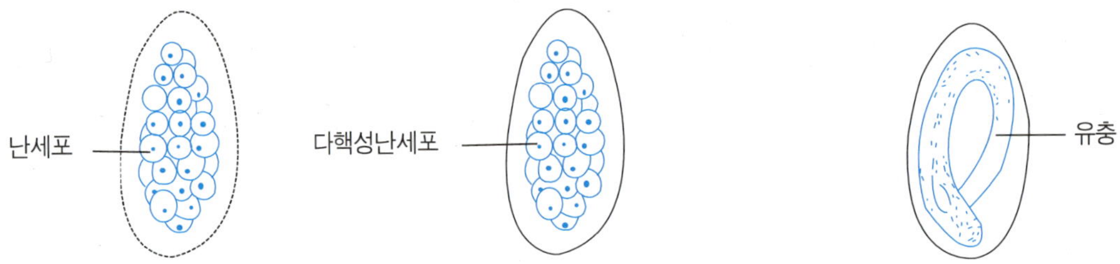

※ 요충란(*Enterobius vermicularis*)

크기 : 50~60 μ ×60 μ

모양 : 감씨 모양(한쪽이 편평하다)

난각 : 두꺼운 키틴성 막

색조 : 무색 투명

세포 : 항상 유충포장란이다.

특징 : ① 감씨 모양의 난각

② 자충포장란

감별 : 십이지장충란 및 드물게 편충란

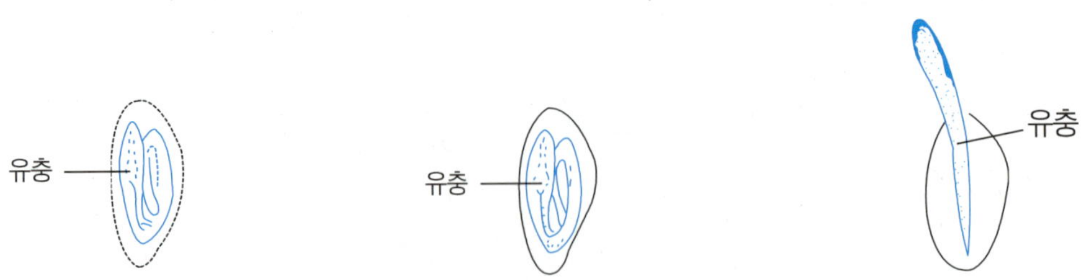

위(3)의 충란들은 전부 선충류(Nematode)에 속하는 기생충들로서, 공통점은 충란 내에 난세포와 난황세포들로 되어 있다는 점이다. 그리고 현미경으로 검경시에 예외가

되는 것은 요충란이다. 요충란은 자충(female worm)의 자궁 내에서 난세포가 이미 분열 성장하여 충란 내에 유충상태로 포장되어 대변과 함께 체외로 배출되기 때문에 검경에서는 유충포장란을 관찰하게 된다. 그리고 회충란은 수정란과 불수정란이 발견되는데 불수정란은 난세포(blastomere)가 없으며 과립으로 차 있다. 물론 불수정란은 유충으로 성장 발육할 수 없는 충란이다. 신선대변 내에서는 십이지장충란은 핵이 4개 정도로 분열된 4핵성 난세포를 볼 수 있으며 동양모양선충란은 상실배(morula stage)로 분열된 다핵성 난세포를 볼 수 있다. 그러나 가검물(대변) 등이 어떤 이유로 배변 후에 오랜 경과되었을 경우에는, 충란 내에 이미 유충(幼蟲)으로 부화된 유충포장란이 발견되며, 십이지장충과 동양모양성충의 구별이 어렵게 된다.

참고 :

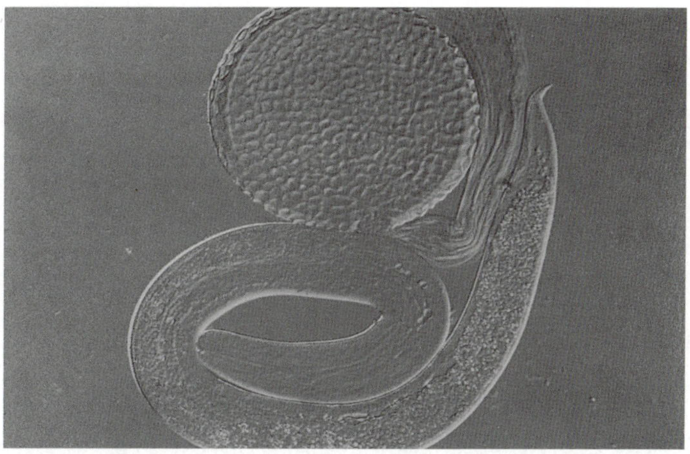

회충 충란이 부화한 후 유충이 탈낭하였다.

실험 1-1. 대변내 윤충란 검경

실험준비 :

1) 충란 표본(인체의 여러 종류의 윤충란을 수집하여 10% formalin에 고정, 보관한 것이다.
2) 현미경(100×, 450×, 렌즈)
3) Slide galss와 cover glass
4) Lenz cleaning paper
5) Applicator wood 또는 spoid
6) 연필과 색연필

실험방법 :

1) 충란표본액 1~2방울을 slide glass상에 면봉이나 spoid를 이용하여 놓고 cover glass를 조심스럽게 덮는다.
2) 현미경 100×, 렌즈로 찾아서 크기와 구체적인 구조 등을 관찰한 다음에 450× 렌즈로 확대하여 더욱 자세히 관찰한다.
3) Sketch란에 되도록 실물과 똑같이 sketch한다.
4) 여러 종류를 전부 찾아서 관찰하며 서로 비교하면서 반복 관찰한다. 그리고 각 충란을 정확히 동정할 수 있도록 노력하여야 한다.

실 습 결 과

성 명		평점	
실 습 조			
실습일자			

Sketch	설 명

• 윤충란(Helminthes ova) 검경실습 :

성 명	
실 습 조	
실습일자	

평 점	

Sketch	설 명

연습문제

문제 1 회충 암놈 1마리가 1일동안 생산하는 충란수는?

문제 2 우리나라에서 보통 많이 이용하고 있은 대변검사 방법 다섯 가지를 쓰시오.

문제 3 자충포장란과 탈갈란을 설명하시오.

문제 4 이상란(imperfect egg)과 pseudoparasite를 설명하시오.

문제 5 기생충란 검사의 한계를 설명하시오.

문제 6 회충증(Ascariasis)의 진단방법에서 셀로파후층도말법의 사용이 좋은 이유는?

문제 7 다음 중 관계있는 것끼리 연결하시오.

(1) ① Zinc-sulfate floatation method ㉠ 간흡충란
② Formalin-ether concentration method ㉡ 십이지장충란
③ Scotch tape anal swab method ㉢ 요충란
④ Filter paper cultivation method ㉣ 분선충의 유충

(2) ① 요꼬가와흡충란	㉠ 소변검사
② 폐흡충란	㉡ 객담검사
③ 말레이사상충	㉢ 대변검사
④ 방광주혈흡충	㉣ 혈액검사
(3) ① 회충불수정란	㉠ 자충포장란
② 편충란	㉡ 점막전
③ 요충란	㉢ 극사
④ 간흡충란	㉣ 4~8핵성 충란
⑤ 왜소조충란	㉤ 다핵성충란
⑥ 십이지장충란	㉥ 난개
⑦ 동양모양선충란	㉦ 난세포가 없음

문제 8 선다형

(1) 다음 기생충란에서 현미경상으로 구별이 가능한 것은?

① 무구조충란과 유구조충란 ② 듀비니구충란과 아메리카구충란

③ 간흡충란과 요꼬가와흡충란 ④ 왜소조충란과 쥐조충란

(2) 다음 기생충란 중에서 충란에 난개가 없는 기생충은?

① 요꼬가와흡충류 ② 광절열두조충

③ 간질흡충 ④ 일본주혈흡충

(3) 다음 충란 내에 miracidium이 존재하는 충란은?

① 간질충란 ② 폐흡충란 ③ 간흡충란 ④ 광절열두조충란

문제 9 다음 기생충란을 큰 것부터 순서대로 쓰시오.

① 간흡충란( ) ② 요충란( ) ③ 회충수정란( )

④ 간질충란( ) ⑤ 폐흡충란( )

문제 10 신선 대변에서 보통 유충(larvae) 상태로 발견되는 선충은?

단원 2

도말검사

직접도말법과 셀로판후층도말법

실험목적 :

1) 직접도말법과 셀로판후층도말법으로 검사할 수 있는 기생충들을 알고 있어야 하며, 적절히 응용할 수 있어야 한다.
2) 검사 시행 중에서 발생한 오차(error)를 시정할 수 있어야 한다.
3) 검사결과에 대한 해석(정확한 동정, 충란검출의 한계, 검사방법 응용에 대한 적합성 등)을 올바르게 할 수 있어야 한다.

실험내용 2-1 :

직접도말법(direct smear method)

직접도말법은 검사하고자 하는 가검물을 직접 받침유리 위에 도말하고, 다른 특수조작은 하지 않고 검경하는 방법이다.

「장·단점」

① 원충류의 영양형(운동형) 검사에 아주 유용하다.

② 반복 검사를 하여야 하므로 시간과 노력이 필요하다.

실험내용 2-2 :

셀로판후층도말법(cellophane thick smear method)

직접도말법은 가검물의 사용량이 3 mg 정도의 소량이므로 충란의 검출률이 낮은데 비해 이 방법은 50~100 mg(평균 60 mg)의 많은 양의 가검물을 검사 할 수 있기 때문에 충란 검출률이 높으며, cellophane지를 덮개유리 대신 사용한다.

「장·단점」

장 점

① 회충란이나 편충란 등의 검출에 좋은 방법이다.

② 셀로판지를 사용하므로 경제적이고, 집란법에서와 같이 비교적 대량의 대변을 검사할 수 있고, 검사시간이 단축된다.

③ ① 및 ②의 장점 때문에 집단검변(mass survey)과 특히 회충관리에 우수한 방법이다.

단 점

① 원충의 포낭 및 영양형을 검사할 수 없다.

② 십이지장충 및 동양모양선충의 충란과 같이 난각이 얇은 충란은 파괴되기 쉽고 변형이 심하다.

③ 대변의 이물이나 소화되지 않은 물질이 많을 경우 검사표면에 굴곡이 심해지고, 투명도가 고르지 못해 검경에 지장을 준다.

④ 조작 후 적어도 2시간 이내에 검경하여야 검사결과가 나빠지지 않는다.

실험준비 및 실험방법 :

2-1-1 직접도말법

1) 검사재료(materials)

받침유리(75×25 mm)

덮개유리(18×18 mm, 또는 22×22 mm, 두께 No. 2).

검사용 막대(applicator, stirring rod)15 cm×2 mm정도

생리식염수, 증류수 또는 수돗물(tap water)

여과지(filter paper)

2) 검사방법(procedure)

① 받침유리 위에 검사용 막대 또는 dropper를 사용하여 생리식염수를 2~3방울 떨어뜨린다(규칙적인 신문활자가 있는 작은 지면 위에서 조작하면 좋다).

② 검사용 막대를 이용하여 대변의 여기저기에서 채취(채취시의 가검물의 직경 3 cm 정도)한 다음 생리식염수와 혼합 도말한다.

③ 여기에 덮개유리를 공기가 들어가지 않도록 하여 덮는다(덮개유리를 덮었을 때 내용물이 너무 많을 때에는 작은 여과지에 흡수시켜 검경에 알맞도록 한다).

④ 검경한다.

3) 주의사항

① 될 수 있는 대로 여러 번(6회 이상) 검사 횟수를 반복하도록 한다.

② 도말할 때의 투명도는 신문 활자를 식별할 수 있을 정도로 한다.

2-2-1 : 셀로판 후층도말법

1) 검사재료

① 받침유리

② Applocator

③ 셀로판지(soaked cellophane) : 셀로판지는 수분의 흡수성이 좋아야 하며, 두께(medium thickness)는 40~50 microns 정도가 적당하다. 크기는 대략 22×30 mm정도면 되는데, 셀로판지의 면적에 그치지 말고 검경에 지장이 없을 정도의 크기에 유의하여야 한다.

④ 고무도장 또는 고무마개 No. 5 또는 No. 6

2) Glycerin malachite green액(침지 용액)

Pure glycerin	500 ml
증류수	500 ml
3% malachite green액	6 ml

위의 침지 용액에 셀로판지를 한 장 한 장 서로 엉키지 않도록 떼어 넣은 다음 24시간 이상 침적시킨다. 여기에서 malachit green은 검경 시야를 돋보이게 하고 눈의 피로를 줄이기 위한 것인데, 검경시에 눈의 피로를 줄이고 안정된 시야를 제공할 수 있는 다른 시약(착색용)이 있다면 대신 사용해도 되며, 증류수 500 ml 대신에 6% phenol 용액(증류수 470 ml + phenol 30 ml)을 사용해도 된다.

3) 검사방법:

① Applicator로 50~100 mg(팥알 크기, 4 mm^3 정도)의 대변을 채취하여 받침유리 위에 놓는다.

② 침적된 셀로판지 1장을 덮는다.

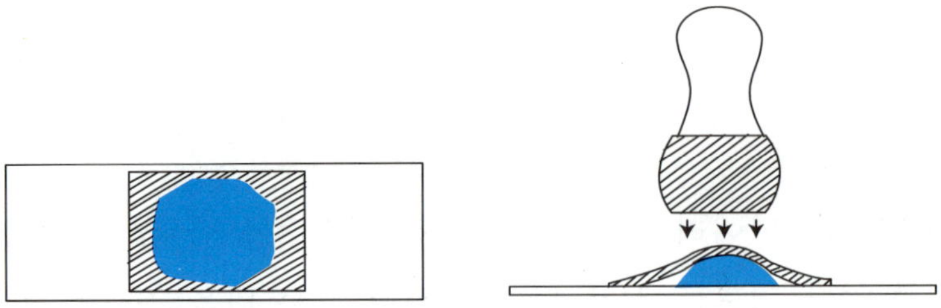

1. slide 위에 대변을 놓고 셀로판지로 덮음　　2. 고무마개로 압평함

그림 2-4 셀로판후층도말법

③ 고무도장으로 잘 눌러서 대변이 고루 펴지도록 한다(고무도장으로 눌러서 고루 펼 때 너무 세게 압력을 가하여 누르면 충란이 변형되거나 깨어질 우려가 있으므로 조심하여야 한다). 그리고 대변의 펴지는 면이 현미경으로 검경시에 불편이 없도록 평면을 이루어야 한다.

④ 실온에서 1시간 또는 건조상태의 incubator(약 40℃)에서 20~30분간 방치한 후 곧 검경하도록 한다. 검사표본의 건조는 위에 설명한 조건에서 대변이 어느 정도 투명하게 되면 기생충란의 감별이 용이해진다. 그러나 건조가 지나치면 충란이 찌그러지고 검사물 자체 내에 공기가 팽만하게 되어 충란의 구별에 곤란을 준다. 그러므로 적어도 2시간 이내에 검사를 완료하도록 하여야 한다.

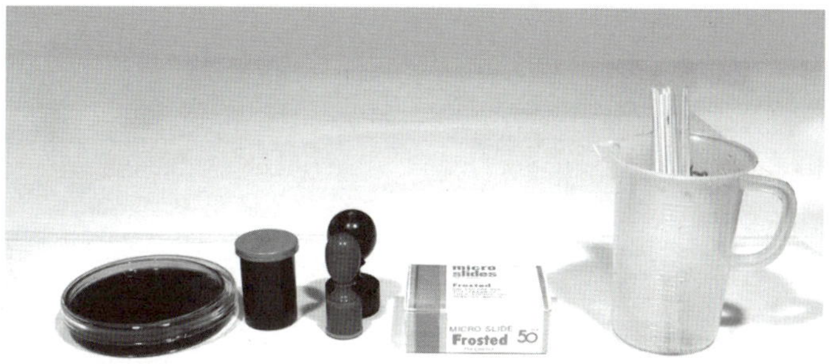

1. 셀로판후층도말법에 사용되는 기구

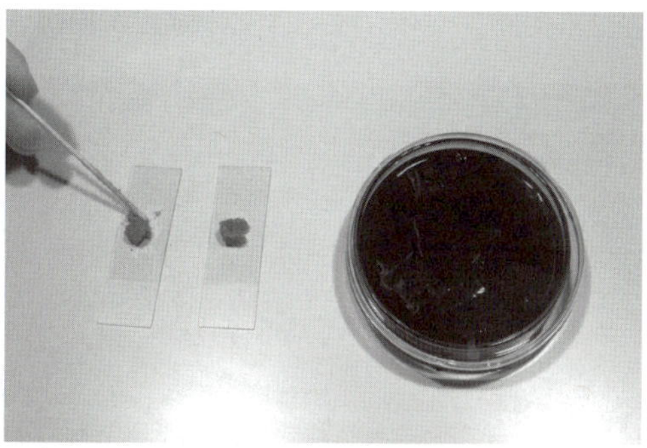

2. slide 위에 대변 60~100 mg을 놓는다

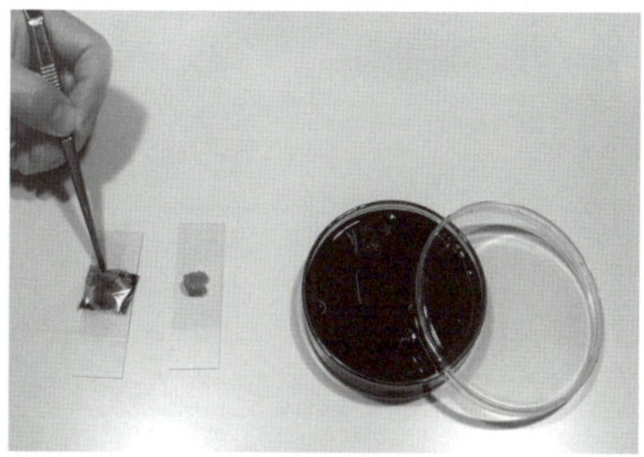

3. 대변 위에 cellophane지를 덮는다.

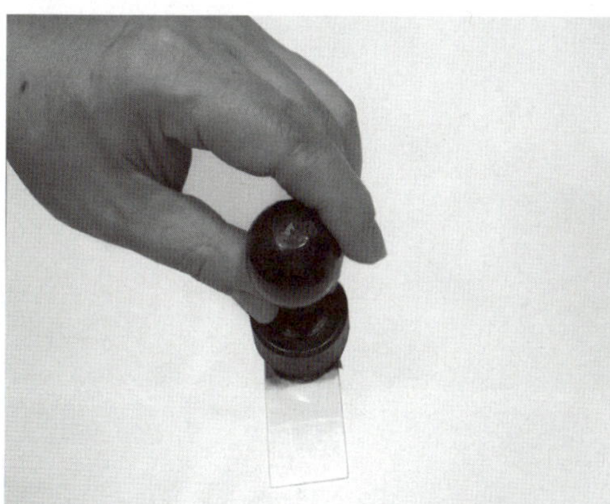

4. 고무전(栓)으로 압평한다.

5. 압평하고 30분 후 검경한다.

그림 2-4 셀로판후층도말법

성 명		평점	
실습조			
실습일자			

실험결과	실험후 소감

1. 직접도말법 :

2. 셀로판후층도말법 :

단원 3 집란검사

학 습 목 적

1. 집란법으로 검사할 수 있는 기생충들을 알고 있어야 하며, 적절히 검사방법을 응용할 수 있어야 한다.
2. 검사시행 중에서 발생한 오차를 시정할 수 있어야 한다.
3. 검사결과에 대한 해석을 올바르게 할 수 있어야 한다.
4. 검사에 필요한 시약을 정확히 제조할 수 있어야 한다.

학습내용

대변의 구성성분은 대개 65~80%의 수분과 지방·질소 등으로 이루어지는데 약알칼리성이며, 비중은 대략 1.045~1.067 정도이다. 대변은 충란과 비교해 볼 때 크기가 작거나 또는 크며, 비중은 가볍거나 또는 무겁다.

그리고 대변은 물에 잘 풀어서 균일한 현탁액(water suspension)을 만들어서 gauze에 여과한 다음 찌꺼기나 대변물질을 제거할 수 있다. 그리고 여기에 포함된 충란은 검사용액의 비중을 충란의 비중보다 높게 하여 부상시키거나 또는 원심력과 충란의 높은 비중을 이용하여 침전시킨 다음 충란을 수집 검경할 수 있다.

표 2-6 각종 검사법에 의한 간흡충 충란 양성률의 비교

검 사 법	검 사 인 원	양 성 자	양 성 률
원심침전법	15	15	100%
셀로판후층도말법	15	12	80%
직접도말법(3매)	15	4	26.7%

(검사 인원은 전부 간흡충 충란 양성자임)

물론 집란법은 간단한 도말법에 비하면 경비·시간·노력이 더 많이 소요되는 점은 있으나, 도말법으로 실시하는 경우 장관계의 기생충 중에서 회충란 정도만 만족할 만

한 결과를 기대할 수 있으며, 그 밖의 기생충은 많은 수의 인체감염이 아니면 충란검출이 어려워진다. 예를 들면, 편충 감염환자로부터 직접도말법에 의한 도말표본 1매(대변량 3 mg)에서 충란이 1개 정도 틀림없이 발견될 확률의 조건이 되려면 적어도 50마리 이상의 편충(♀)이 감염되어야 가능하다.

더욱이 병원의 임상에서는 개인(환자)을 대상으로 확실한 검사 결과가 요구되는 경우이므로, 적어도 집란법으로 실시하여야만 된다.

1. 부유법(floatation technique)

대변을 높은 비중에 용해시키면 약 1.250 비중액 정도까지 높일 수 있다고 한다. 부유법은 검사용액을 높은 비중액으로 만들고, 이 보다 낮은 비중의 충란을 부상하게 한 다음 수집·검경하는 방법인데, 선충류의 충란이나 원충의 포낭들은 대개 잘 부유되어 검사성적이 좋다고 하며, 흡충류의 충란은 비중이 높은 관계로 검사성적이 떨어진다고 한다.

부유용액으로는 여러 종류가 있는데, 각각 장·단점이 있다. 그 종류를 들어보면, sodium chloride, zinc sulfate, sucrose, glycerin, zinc acetate, magnesium sulfate, sodium nitrate, sodium acetate 등이 있는데, 이들 용액의 비중은 sod. chloride 1.200, zinc sulfate 1.180, sucrose 1.200~1.300정도이다. 대변검사에서 비중의 정도는 대략 1.400이 되면 충란이나 원충 포낭의 검출에 지장을 준다고 한다. 왜냐하면 1.400 이상이 되면 대변의 무거운 찌꺼기(debries)까지 부상하게 되어 방해가 되기 때문이다.

표 2-7 각종 기생충란과 포낭(cyst)의 비중

기 생 충 명(name of parasites)	충란의 비중
회충(*Ascaris lumbricoides*) 수정란	1.110
불수정란	1.200
십이지장충(*hook worm*)	1.055
편충(*Trichocephalus trichiurus*)	1.150
폐흡충(*Paragonimus westermani*)	1.180
광절열두조충(*Diphyllobothrium latum*)	1.180
간흡충(*Clonorchis sinensis*)	1.180
요꼬가와흡충(*Metagonimus yokogawai*)	1.180
간 질(*Fasciola hepatica*)	1.180
이질아메바(*Entamoeba histolytica*)	1.065~1.070
대장아메바(*Entamoeba coli*)	1.070
람블편모충(*Giardia lamblia*)	1.060

(자료 : 1964. Faust and Russell)

그리고 부유용액은 충란이나 원충 포낭에 대하여 물리적·화학적으로 무해하여야 한다. 예를 들면, glycerin의 경우 점도(viscosity)가 너무 높기 때문에 충란의 부상시간을 지연시키며, sodium chloride는 점도가 너무 낮고 삼투압효과를 증대시킴으로 충란이나 포낭(cyst)의 형태를 변형시키며, 검경시간이 좀 지연될 경우 즉시 결정화(crystalize)되어 검경 시야를 방해한다.

실험 3-1. 간이식염수부유법(brine floatation technique)

실험내용 :

1. 유의사항

1) 부유 충란의 회수율

충란의 부상효과를 최대한 높이기 위하여는 높은 비중도 중요하지만 대변으로부터 충란을 충분히 분리시키는 것이 중요하다. 결국 부유 현탁액을 얼마나 잘 푸는가에 달렸다. 小宮(1957)에 의하면 검사용 막대 또는 유리막대로 1분간 잘 저어서 현탁액을 만들었을 때 부상 충란 회수율을 Stoll씨 충란계산법으로 추정해 본 결과 1/3~1/25 사이였다고 하며, 변량이 많을수록 회수율은 10~70개의 충란이 포함되므로, 부유법에 의한 충란 회수율이 1/3이라고 하면 10/3~70/3이 되어, 부유법으로 충분히 검출할 수 있다고 하였다. 三條(1960)에 의하면 동양모양선충의 충란은 포화식염수법으로 0.7 ~31.8%의 충란 회수율을 가진다고 한다. 여하튼 소수의 충란을 산란하는 기생충은 부유법으로는 충란 검출이 어렵다.

2) 충란 부상시간

포화용액에서의 충란 부상시간은 30분~2시간 사이가 최고로 되고, 2시간 이상이 되면 충란 회수율은 저하된다. 포화용액 내에서 충란은 시험관의 중앙부로 서서히 부상하며, 용액의 이동에 따라서 시험관의 주변부로 서서히 하강하는 작용을 반복하게 된다. 그래서 장시간이 지나면 부상한 충란은 관벽으로 이동되고 결정화되는 식염에 엉키게 되므로 2시간 전에 검경 처리되어야 한다.

3) 시험관의 크기

시험관은 너무 크지 않은 것이 좋으며, 대변량도 0.5 g 정도면 된다.

4) 포화용액의 비중

포화식염수의 비중은 1.200정도인데, 비중이 높은 회충 불수정란 같은 경우는 검출률이 떨어진다. 불포화식염수에 환산소오다를 가하면 비중을 1.230 정도로 높일 수 있어, 응용이 가능하다.

5) 현탁액을 일단 gauze에 여과한 다음 원심분리하고, 이 침사액을 부유법에 응용하면 검경 시야가 깨끗하게 되어 좋다.

2. 검출률을 저하시키는 요인

① 대변을 충분히 현탁(용해) 시키지 않았을 때에, 대변으로부터 충란이 분리되지 않아서 검출률이 저하된다.

② 검사시간을 30분 이전이나 1시간 이상 방치한 후에 실시하면 검출률이 저하된다.

③ 지방질이 있거나 또는 젖은 덮개유리를 사용하면 충란이 덮개유리에 부착되지 않는다.

3. 장·단점

[장 점]

① 비중이 가벼운 충란의 검출률이 높다.

② 비교적 간편하고 경제적이다.

[단 점]

① 비중이 무거운 충란의 검출률은 낮다.

② 식염수는 삼투압이 높으므로 난각이 얇은 충란이나 자충, 원충의 포낭 등은 쉽게 위축되거나 깨어진다.

실험준비 :

① 시험관(test tube, 1.5 × 10 cm 정도)

② Applicator

③ 받침유리

④ 덮개유리

⑤ 백금이(wire loop, 직경 6 mm, 굵기 27 gauge 정도)

⑥ 50~100 ml 비이커

⑦ Stand rack 또는 목재 rack

⑧ 포화식염수(증류수 또는 수돗물에 식염을 더 녹지 않을 정도까지 녹이면 포화용액이 되는데, 증류수 100 ml에 식염 33 g 정도 혼합하면 포화가 된다. 비중은 1.200 이상)

실험방법 :

① 비이커에 대변 0.5~1 g을 넣고 포화식염수 2 ml 정도를 첨가한 다음 현탁액을 만든다.

② 시험관을 수직으로 세우고 현탁액을 넣은 다음, 포화식염수를 시험관 입구에서 3 cm 정도 떨어질 만큼 채우고 applicator로 잘 저어 섞는다.

③ 다시 포화식염수를 pipette이나 dropper를 이용하여 조심스럽게 첨가하여 시험관 입구(lip)에서 넘쳐 흐를 정도까지 올라오도록 한다(넘치지 않도록 주의).

④ 그림 2-5에서와 같이 40분~1시간이 경과한 후 덮개유리를 가검 용액의 상부표면에 살짝대어서 상부에 모여 있는 충란을 검사하거나 또는 백금이를 이용하여 가검용액의 상부 표면에 있는 충란을 조심스럽게 떠내어 받침유리 위에 옮긴 후 덮개유리를 덮고 검경한다.

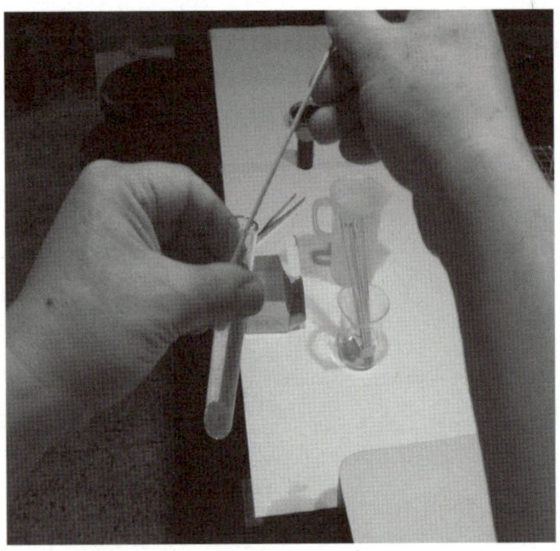

1. 시험관에 포화식염수와 대변을 넣고 푼다. 그리고 Gauze에 여과한다.

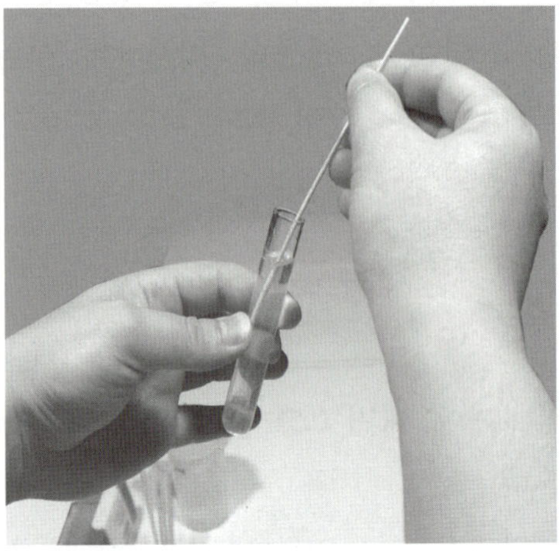

2. 포화식염수를 시험관에 첨가하면서 mix 하고

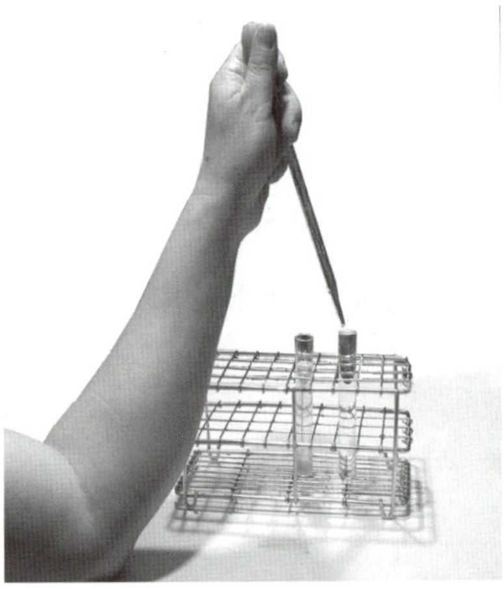

3. 포화식염수를 시험관벽 상부까지 첨가한다.

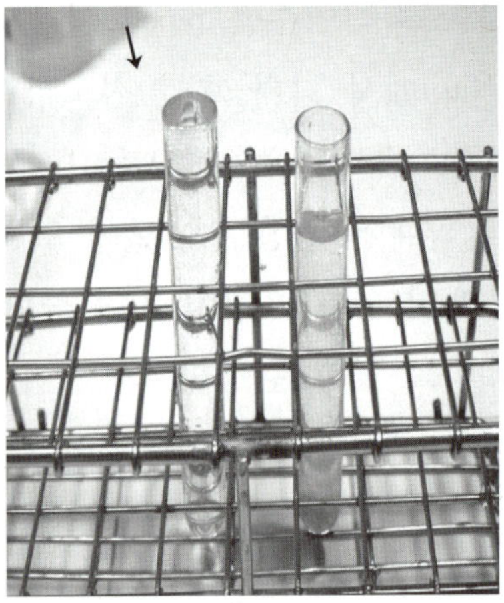

4. 1시간 방치한 다음

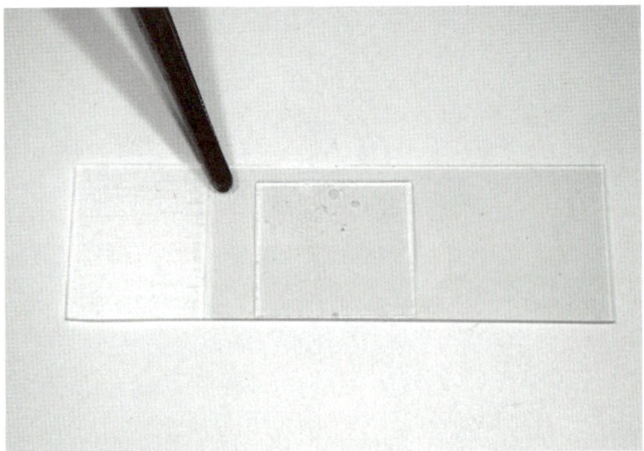

5. 덮개유리로 살짝 가검물을 묻혀서 slide에 옮기고 검경

그림 2-5 포화식염수 부유법

실험결과 :

성 명		평 점	
실 습 조			
실습일자			

실 험 결 과	실험후 소감

성 명		평 점	
실습조			
실습일자			

실 험 결 과	실험후 소감

실험 3-2. 황산아연부유법(zinc-sulfate floatation technique)

실험내용 :

검사실에서 많이 애용되는 우수한 검사법이다. 원리는 포화식염수법과 같은데 포화식 염수에서 난각이 얇은 충란들이 훼손되는 결점을 보완하고, 원심력을 이용하여 충란의 부유시간을 단축시키는 것이 특징이다.

[장·단점]

장 점

① 단시간 내에 검사할 수 있다.

② 비중이 가벼운 충란이나 원충류의 포낭, 자충의 검출이 우수하다.

단 점

비중 1.180보다 무거운 충란(일본주혈흡충·간흡충·폐흡충·요꼬가와흡충·광절열두조충 등)의 검출이 잘 안된다.

실험준비 :

① 원심용 시험관(centrifuge tube, 15 ml)

② Gauze(2~4장)

③ 비이커 또는 시험관(50~100 ml)

④ 받침유리

⑤ 덮개유리

⑥ Centrifuge(1.500 r.p.m. 이상)

⑦ 깔때기(funnel, 55~70 mm 정도)

⑧ Applicator

⑨ 고무마개 또는 비닐(rubber stopper No. 1 or vinyl piece) 조각

⑩ 백금이(직경 6 mm)

⑪ 황산아연 포화용액($ZnSO_4$ 33 g 이상을 증류수 100 ml에 용해시키면 포화상태로 되는데, 이때의 비중은 1.180정도이다.)

실험방법 :

① 비이커에 1~5 ml의 물을 넣고 대변 1 g 정도를 넣은 다음 applicator로 잘 저어서 현탁액을 만드는데, 물을 5~10 ml 정도 더 가하면서 충분히 푼다.

② 원심용 시험관에 깔대기와 물에 적신 거즈(2~4겹)를 놓고, 위 현탁액을 부어서 찌꺼기를 걸른다.

③ 물을 첨가하여 원심시험관 관구까지 2~3 cm 정도 남도록 적당히 채우고, 1.500 r.p.m. 2~3분간 원심한다.

④ 윗 부분은 버리고 침사층에 다시 수돗물을 넣어 현탁액을 만들고 원심한다(고무마개를 막고 강하게 진탕한다).

⑤ 위와 같은 작업을 2~3회 반복 원심하고, 침사층에 비중 1.180의 황산아연을 관구 2 cm 정도 높이까지 채우고 현탁시킨 다음 1.500 r.p.m. 2~3분간 원심한다.

⑥ 2~5분간 기다린 후에 백금이(loop)를 이용하여 액면에 부상한 충란을 채취하여 받침 유리에 옮기고 덮개유리를 덮은 다음 검경한다.

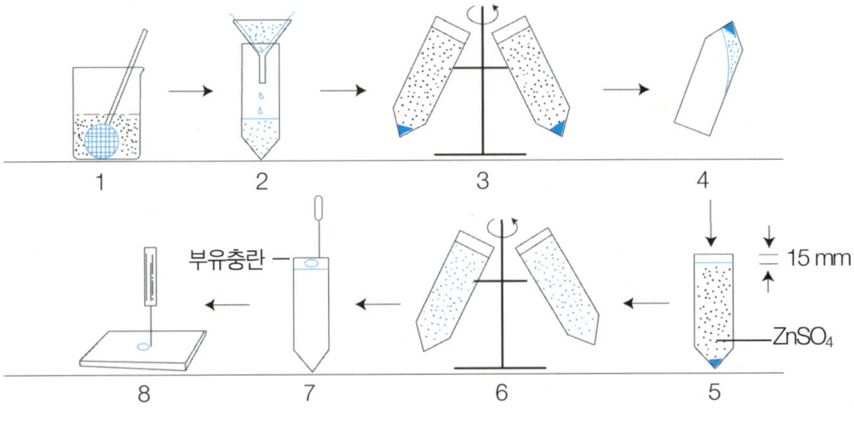

그림 2-6 $ZnSO_4$ 원심부유법

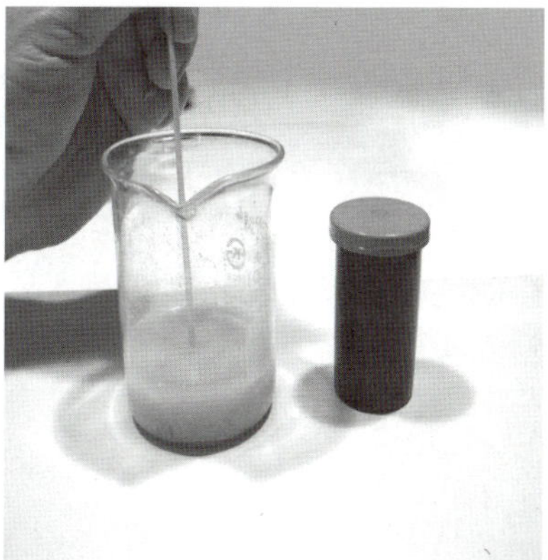

1. 대변 1 g 정도를 10% formalin에 푼다.

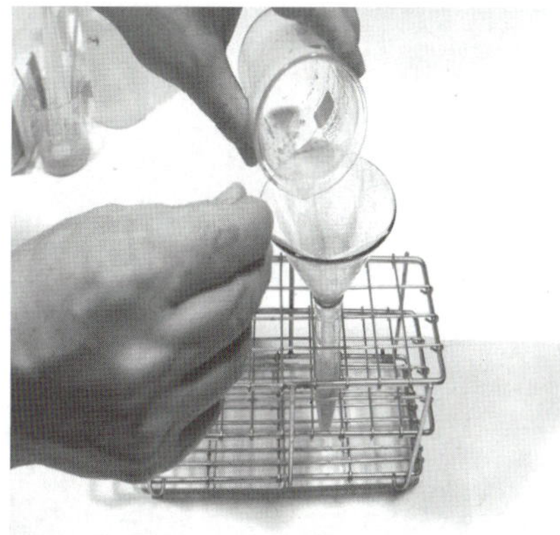

2. Gauze를 통하여 여과한다.

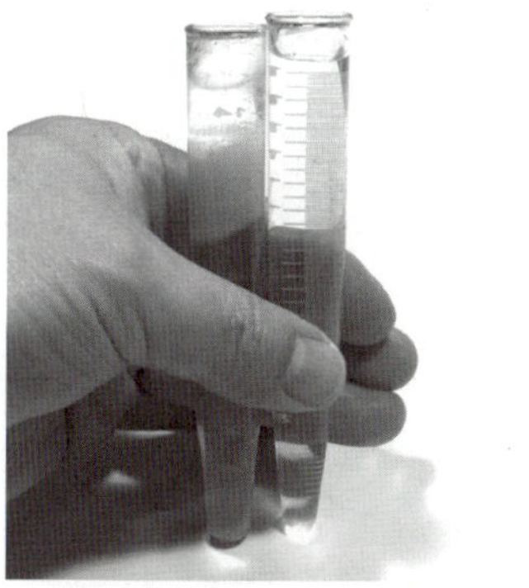

3. 두 개의 원심분리 tube 무게를 갖게 한다.

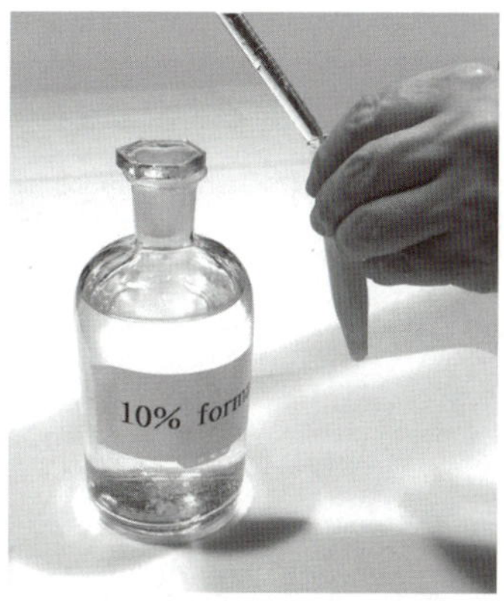

4. 원심분리한 후, 상층액을 버리고 다시 10% formaline을 넣고 원심분리한다.

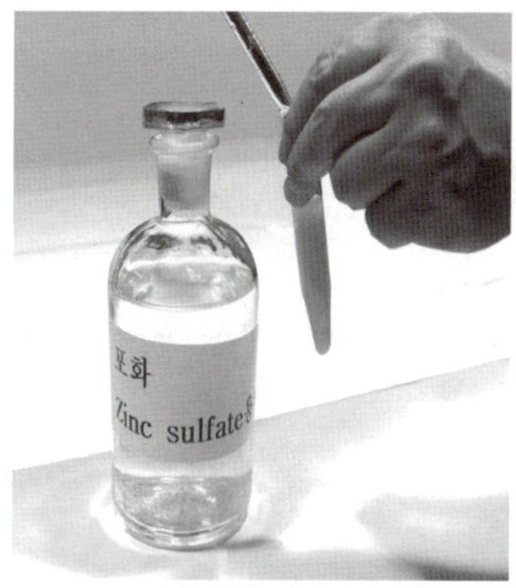

5. 상층액을 버리고 zinc sulfate 포화용액을 넣는다.

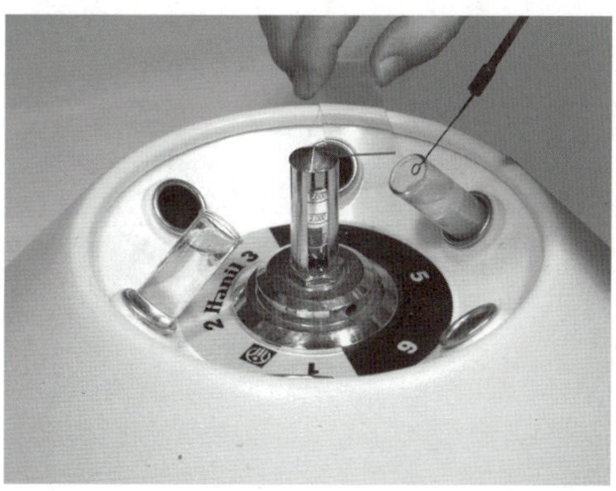

6. 원심분리를 1,500 RPM 2~3분간 한 후, 2~3분간 기다린 후, loop로 최상층액을 떠서 slide 위에 놓는다.

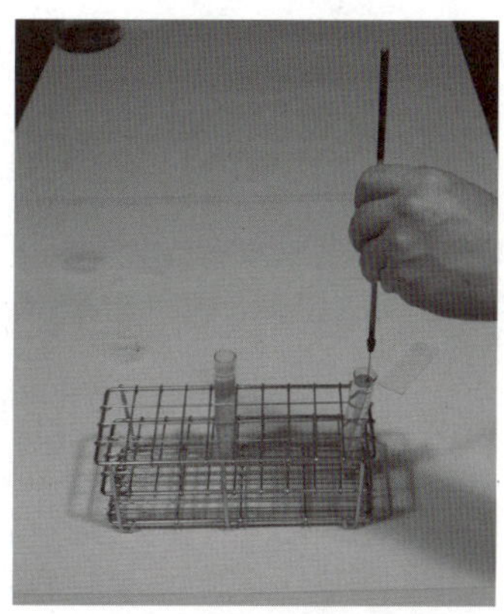

7. 또는, rack에 조용히 옮긴 후, 2~5분 후에, loop로 최상층을 떠서 slide 위에 놓는다.

그림 2-7 $ZnSO_4$ 원심부유법

성 명		평 점	
실 습 조			
실습일자			

실 험 결 과	실험후 소감

침전법(sedimentation technique)

대변을 현탁액으로 만든 다음 여과와 침전으로 찌꺼기 부분과 비중이 가벼운 부분을 제거해 버리고, 비중이 무거운 충란만을 침전시켜 수집 검경하는 방법이다.

침전의 방법은 일단 현탁액으로 만든 다음 대변이나 가검물에서 충란을 분리시켜 물리적으로 무거운 충란만을 침전시켜 검사하는 방법과 원심력을 이용하는 방법이 있는데, 기생충검사를 위한 원심분리기는 대략 1,500~2,500 r.p.m.의 교류(alternaging current) 115 volts에 15 ml 용량의 원심용 시험관을 사용할 수 있는 tube holder이면 된다.

원심력을 이용한 침전법으로는 formalin-ether concentration(Ritchie, 1948), HCl and ether concentration(Telemann, 1908), citric acid and ether concentration(Carles and Barthelemy, 1917), acetic acid and ether concentration(De Rivas, 1928) 등의 방법이 있는데 이 중에서 formalin ether technique가 가장 많이 사용된다.

실험 3-3. 포르말린 - 에테르침전집란법 [MGL법, formalin-ether sedimentation technique, Ritchie(1948)]

실험내용 :

이 방법에서 ether의 역할은 일단 대변을 현탁액으로 만든 상태에서 충란을 분리시키면서 잔여의 덩어리들을 응고 부상시키는 중요한 역할을 한다. 즉, formalin 용액에 대변을 넣고 완전히 현탁액으로 푼 다음 ether를 첨가하여 강하게 진탕하여 섞으면 일시적으로 ether는 현탁액과 완전히 혼합되었다가 원심력에 의해 현탁액과 ether는 다시 분리된다. 이때 유화된 ether 입자 표면에 흡착되었던 대변 입자는 하나의 응고된 덩어리를 이루어서 ether와 같이 부상하게 되며, 충란은 반대로 하강하게 되는 것이다. 그러므로 현탁액 전체량과 충분히 작용할 수 있도록 ether(15 ml 원심관에 ether 2 ml)를 가할 필요가 있으며, 또한 충분히 진탕(30초 이상)하여야 한다.

[장·단점]

장 점

① 모든 기생충란과 특히 원충의 포낭 검출에 우수하다.

② 대변에 지방이나 지방산이 많이 포함되어 황산아연부유법으로 검출이 곤란할 경우에도 검출이 가능하다.

③ 특히 비중이 무거운 충란의 검출에 좋다.

④ 충란이나 포낭은 10% formalin에 고정되므로 표본의 보관이나 교육용으로 사용할 수 있다.

단 점

① 비중이 가벼운 충란의 검출률이 낮다. 三條(1960)에 의하면 MGL법으로 동양모양선충란의 집란력이 27.3~49.2%라고 하며, 岡(1957)에 의하면 십이지장충란의 집란력은 6~20% 정도라고 한다.

실험준비 :

① Formalin 10% 용액
② Ether(any standard grade)
③ 원심시험관, 15 m′
④ Gauze(2~4겹)
⑤ 비이커 또는 시험관(50~100 ml)
⑥ Applicator
⑦ 고무마개 또는 비닐
⑧ 받침유리, 덮개유리
⑨ Centrifuge
⑩ 깔대기(funnel, 55~70 mm 정도)

실험방법 :

① ①~④까지는 실험 3-2의 검사방법과 동일하다.

⑤ 침사에 10% formalin을 10 ml 정도 넣고 진탕하여 현탁액을 만든 다음 5~10분간 방치한다.

⑥ 그 위에 ether 약 2~3 ml를 첨가하고, 고무마개로 막은 다음 30초 이상 세게 진탕한다.

⑦ 1,500 r.p.m. 2분간 원심분리한다.

⑧ 윗 부분과 ether 부분의 찌꺼기층(fluffy sediment layer)은 applicator로 잘 돌려서 떼어낸 다음 버린다.

⑨ 침사를 검경한다.

⑩ 원충포낭 검경 시에는 Lugol 염색을 하여 검경한다.

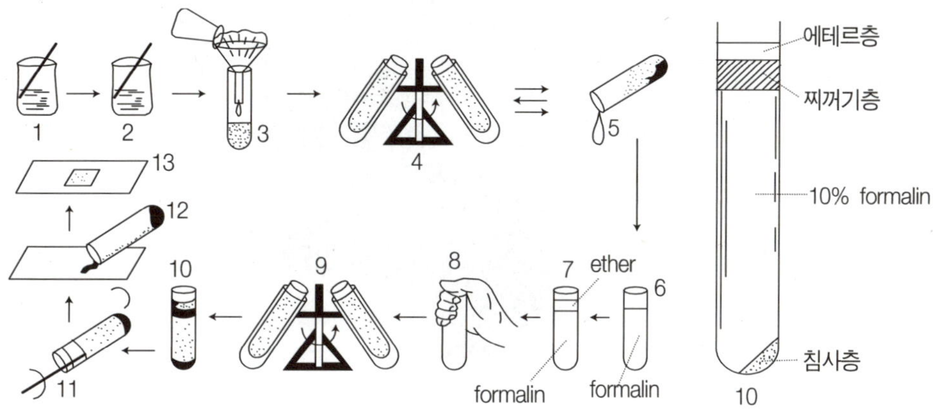

그림 2-8 Formalin – ether 침전법

* 대변의 현탁액으로는 formalin, 염산액, antiformin액, 황산소오다 등이 검사의 목적에 따라서 선택될 수 있으나 formalin이 무난하다. 그리고 충란의 침강률을 높이기 위해 triton ×100, tween 80 등의 비이온성 계면활성제를 가하여 사용하는데, 이는 ether입자와 대변의 입자의 분리를 촉진시키는 역할을 하는 것으로서, 대개 계면활성제의 농도를 0.5% 정도로 한다. 그러나 이 경우 원충이 검출되지 않는 단점이 있다.

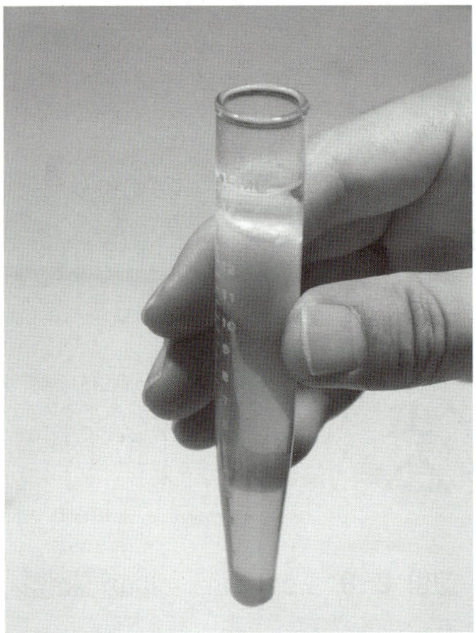

1. 실험방법 1~4의 작업을 실시한 후 10% formalin과 ether를 첨가하여 진탕 후, 원심 분리한 것

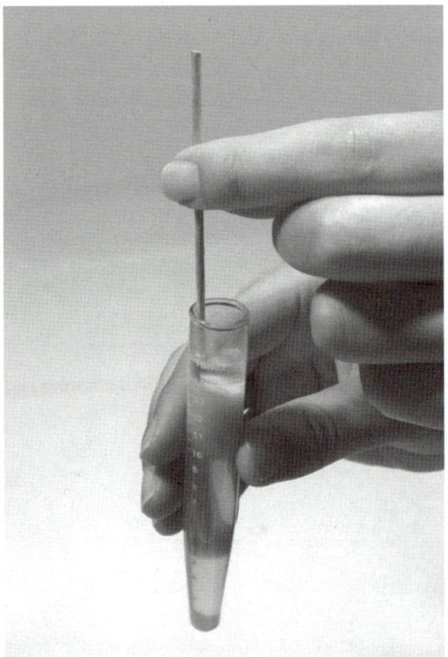

2. 원심 tube의 기벽으로 면봉을 넣어서 찌꺼기층을 도려낸 후, 제거한다.

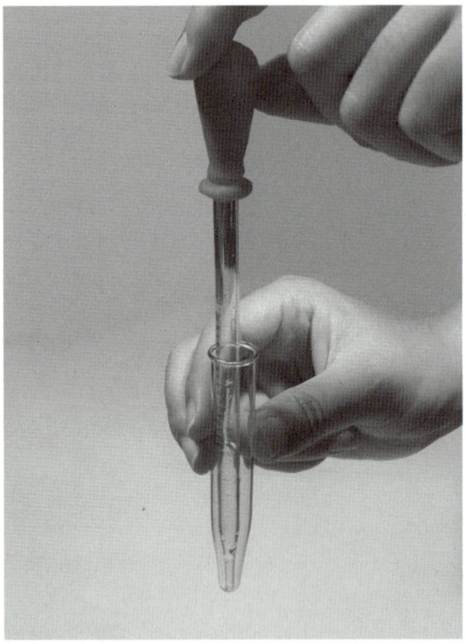

3. 침사층(충란포함)을 slide에 놓고, 검경

그림 2-9 Formalin – ether 침전법

성 명	
실 습 조	
실습일자	

평 점	

실 험 결 과	실험후 소감

연습문제

문제 1 셀로판후층도말법의 장·단점을 쓰시오.

문제 2 MGL법의 장·단점을 쓰시오.

문제 3 다음 기생충검사 방법에 소요되는 가검물(대변)의 검사량은 얼마입니까?

① 직접도말법(　　　)　② 셀로판후층도말법(　　　)

③ 간이식염수부유법(　　　)　④ Zinc-sulfate부유법(　　　)

⑤ Formalin-ether 침전법(　　　)

문제 4 다음 중 관계 있는 것끼리 연결하시오.

(1) ① Formalin-ether 침전법　㉠ 십이지장충란

② Zinc-sulfate 부융법　㉡ 폐흡충란

③ 객담의 직접도말법　㉢ 요꼬가와흡충

④ Cellophane thick smear법　㉣ 원충류의 포낭형 검사불능

(2) ① 직접도말법　㉠ Malachite green용액

② Cellophane 후층도말법　㉡ 10% formalin과 ether

③ MGL법　㉢ 신문활자 식별정도의 도말액

④ Zinc-sulfate법　㉣ 황산소다와 염산혼합액

⑤ AMS Ⅲ법　㉤ 비중 1.180의 황산아연포화액

문제 5 선다형

(1) Zinc-sulfate 부유법으로는 검출이 잘 안되는 충란은?

① 십이지장충란 ② 동양모양선충란
③ 이질아메바포낭형 ④ 광절열두조충란

(2) MGL법으로 검출이 잘 안되는 충란은?

① 요꼬가와 흡충란 ② 간질흡충 ③ 폐흡충란
④ 일본주혈흡충란 ⑤ 듀비니구충란

(3) 비중 1,200 정도의 포화식염수 제조에 맞는 답은?

① 증류수 100 ml에 식염 13 g ② 증류수 100 ml에 식염 3 g
③ 증류수 100 ml에 식염 33 g ④ 증류수 1,000 ml에 식염 43 g

(4) 비중 1,180 정도의 포화황산아연액 제조에 맞는 답은?

① 증류수 100 ml $ZnSO_4$ 33 g ② 증류수 100 ml $ZnSO_4$ 63 g
③ 증류수 100 ml $ZnSO_4$ 23 g ④ 증류수 100 ml $ZnSO_4$ 13 g

(5) 다음 중에서 glycerine malachite green액에 포함되지 않는 것은?

① Glycerine ② 증류수
③ 6% phenol ④ Brilliant green

(6) Formalin-ether 침전집란법에서 원심침전의 R.P.M.은?

① 1,000~3,500 RPM ② 1,500~2,500 RPM
③ 3,000~5,000 RPM ④ 3,000 RPM 이상

문제 6 MGL법에서 볼 수 있는 다음의 부위는 무엇입니까?

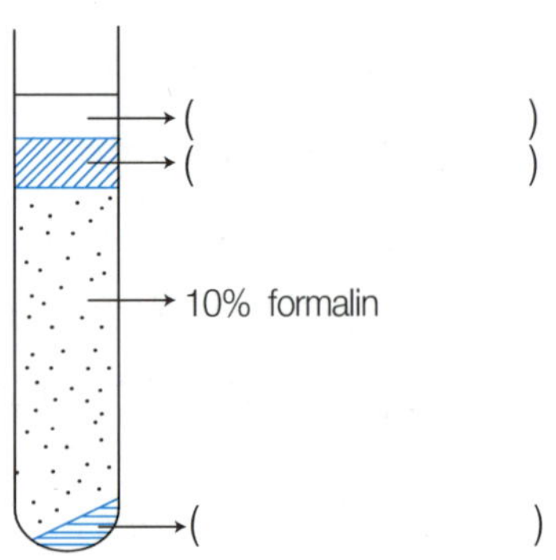

윤충란(들)

십이지장충란의 부화과정(양용석, 1994)

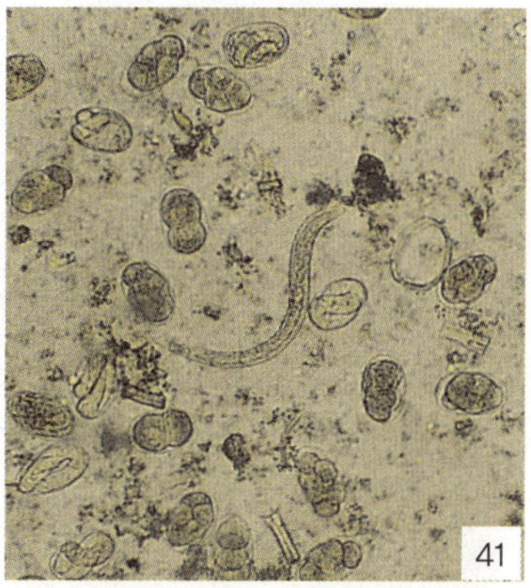

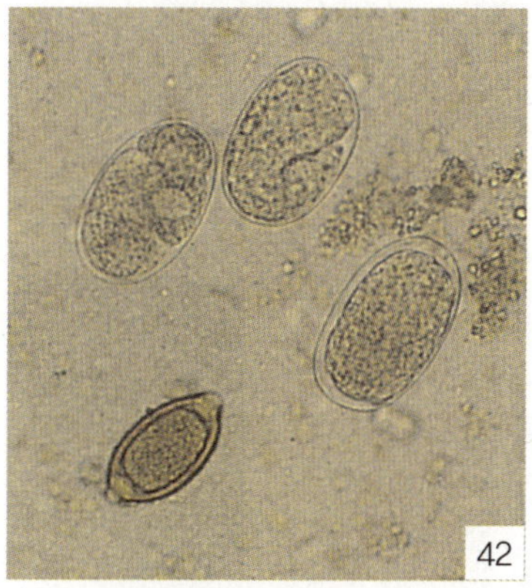

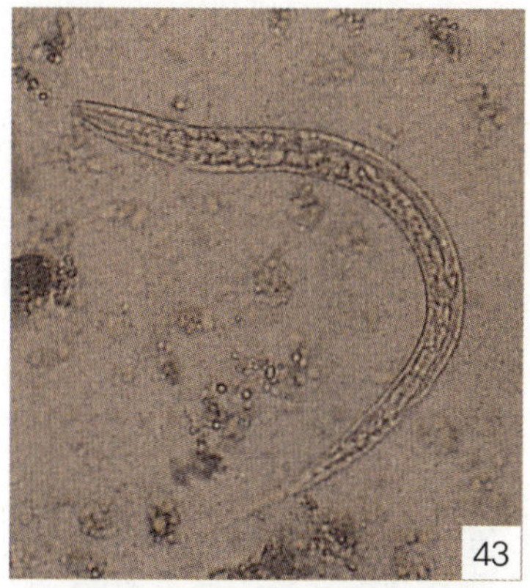

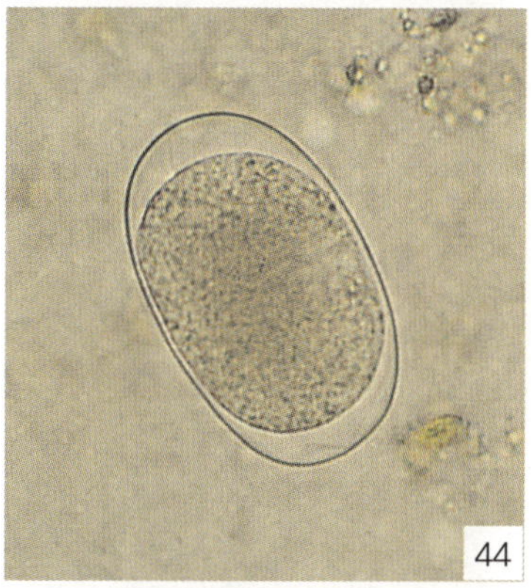

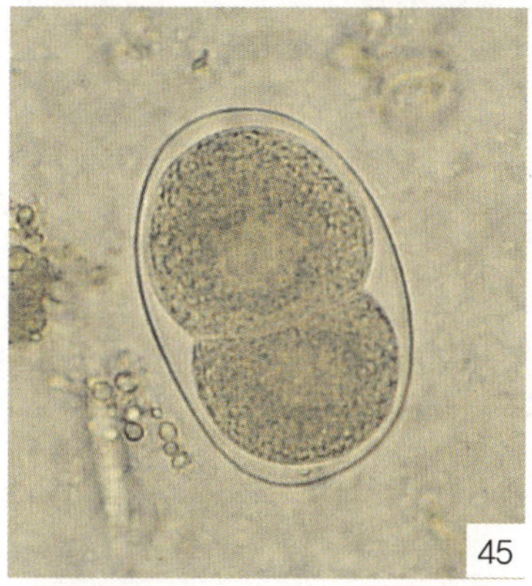

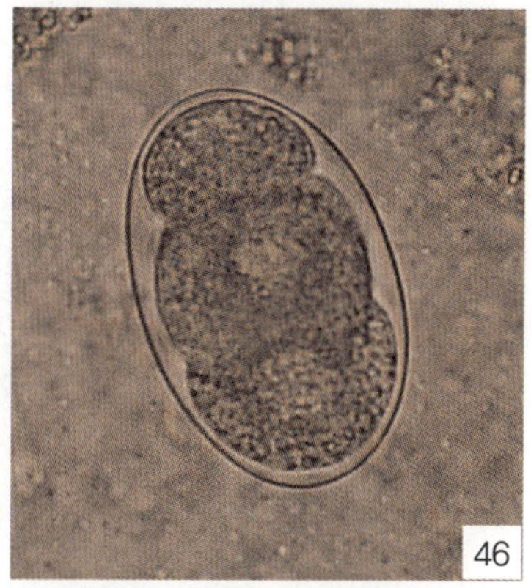

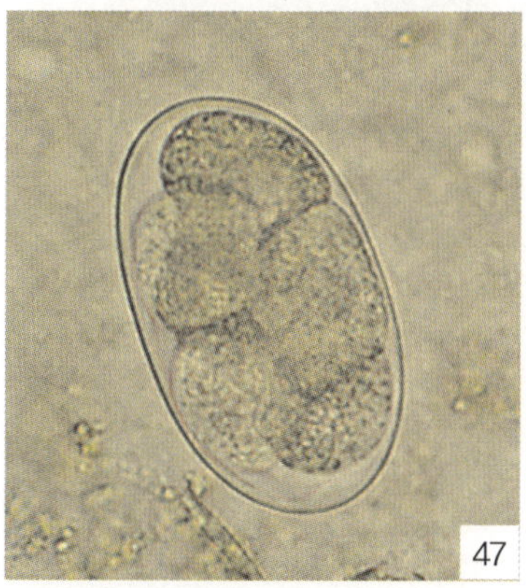

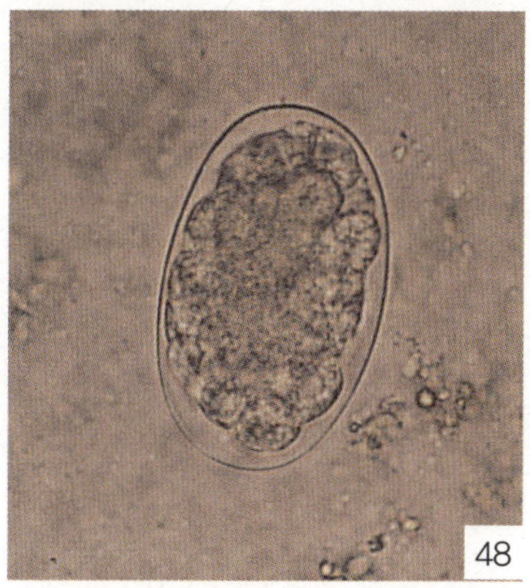

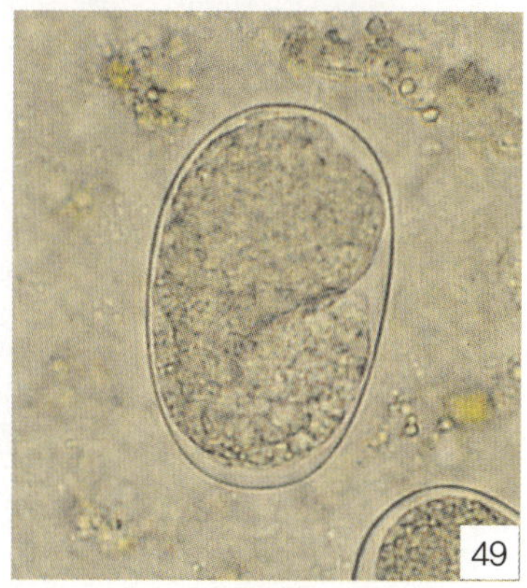

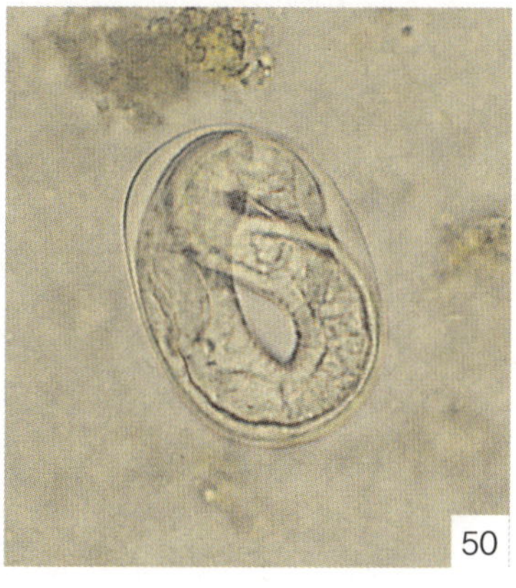

41. 십이지장충란(100×) 현미경사진
42. 십이지장충란(450×) 현미경사진
43. 충란에서 탈피한 간상유충(450×)
44. 한 개의 난세포가 있는 충란(450×)
45. 두 개의 난세포로 분열(450×)
46. 세 개의 난세포로 분열(450×)
47. 네 개의 난세포로 분열(450×)
48. 다세포로 분열(450×)
49. 유충형성기(450×)
50. 충란 내에 유충형성(450×)

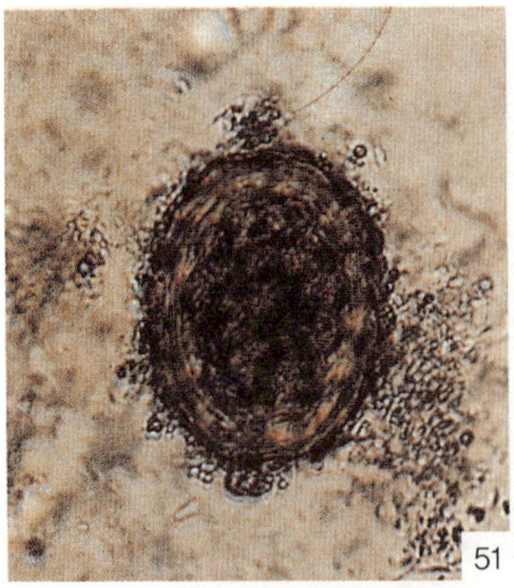
51

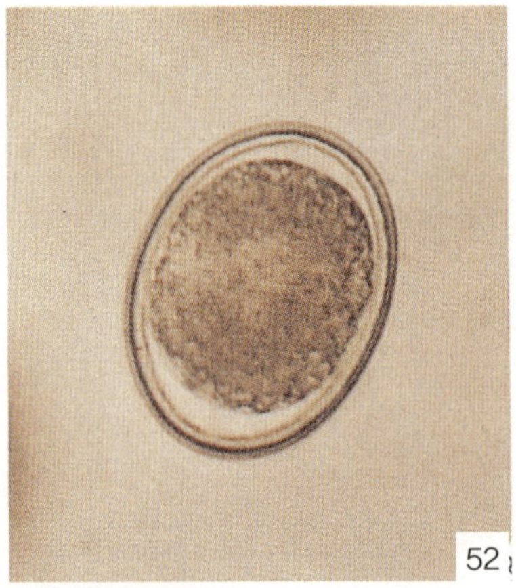
52

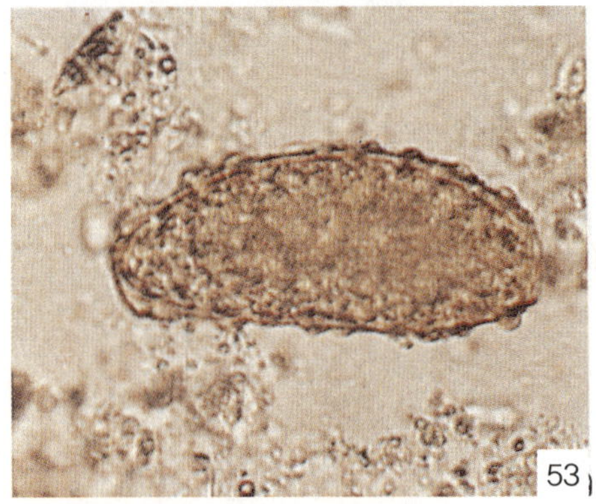
53

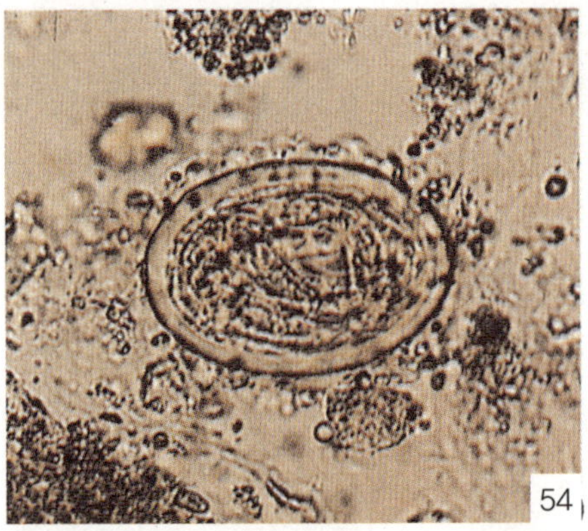
54

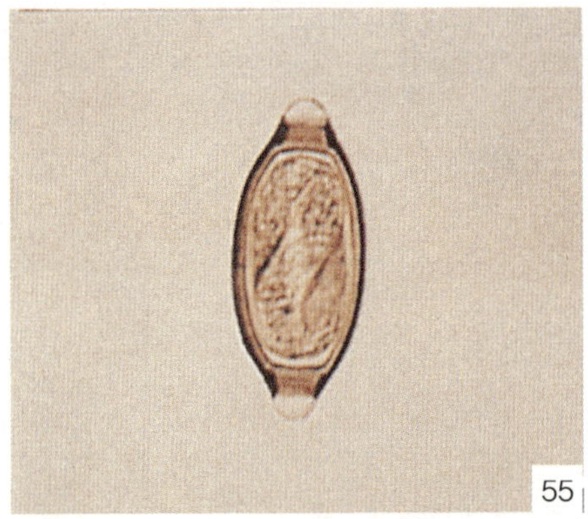
55

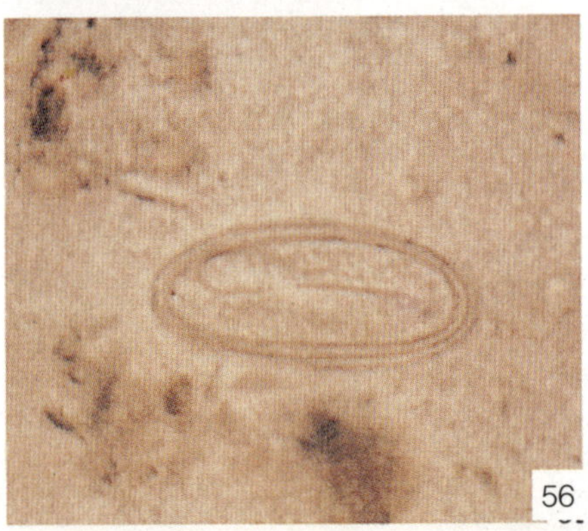
56

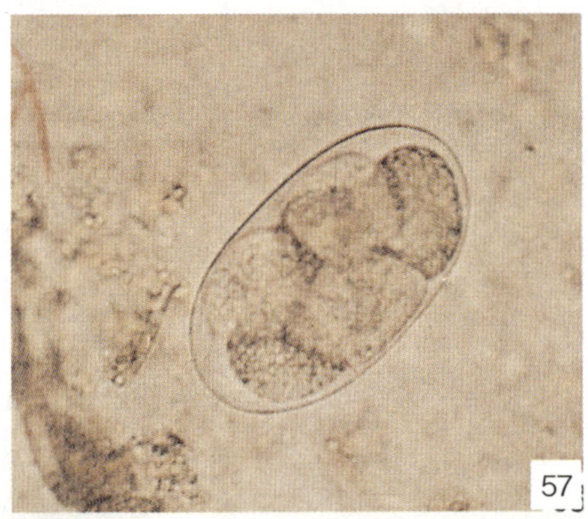
57

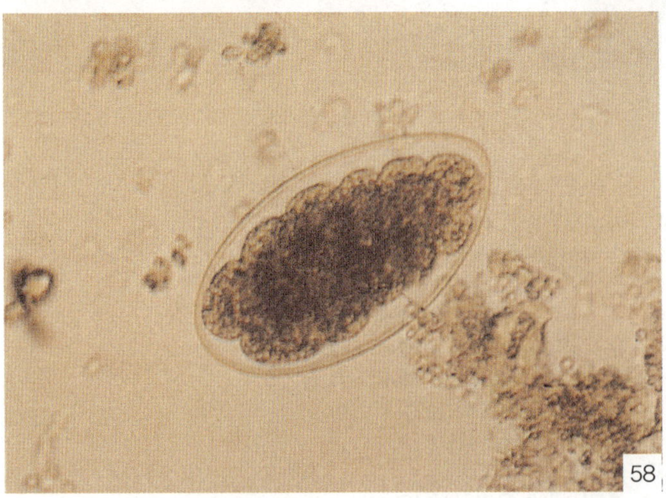
58

51. 회충수정란(450×)
52. 회충탈각란(450×)
53. 회충불수정란(450×)
54. 회충자충포장란(450×)
55. 편충란(450×)
56. 요충란(450×)
57. 십이지장충란(450×)
58. 동양모양선충란(450×)

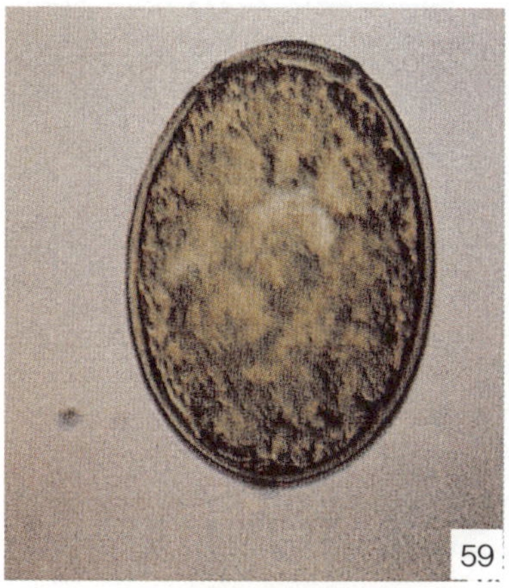

59

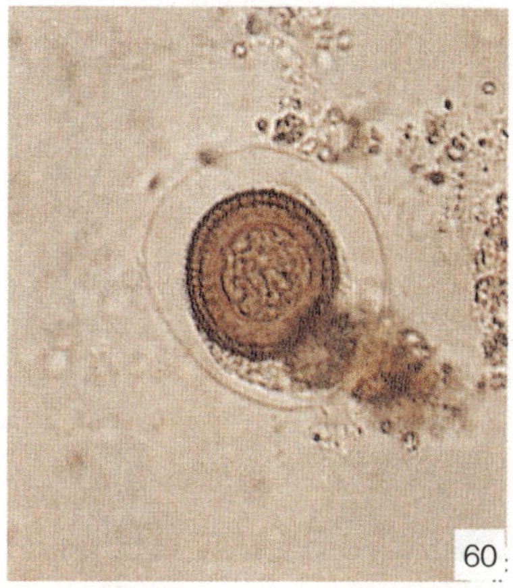

60

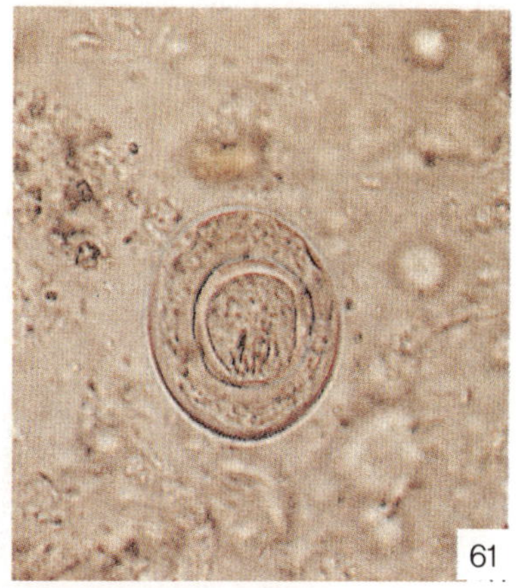

61

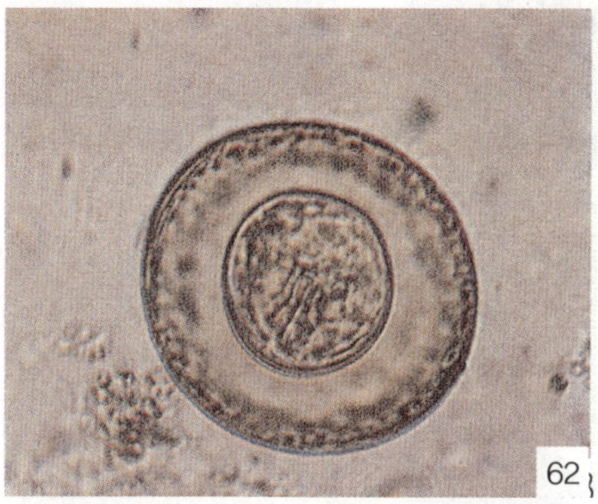

62

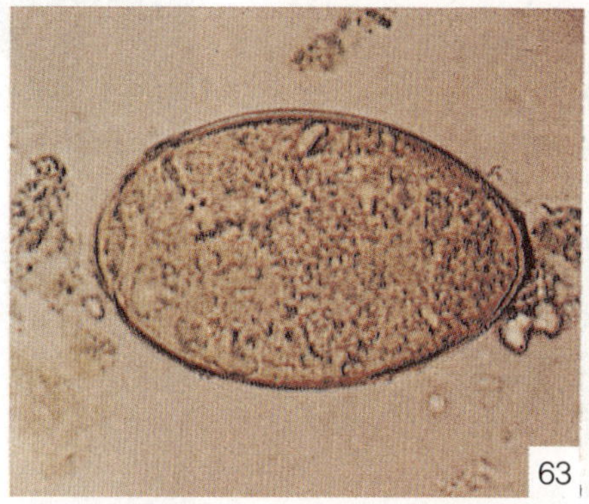

63

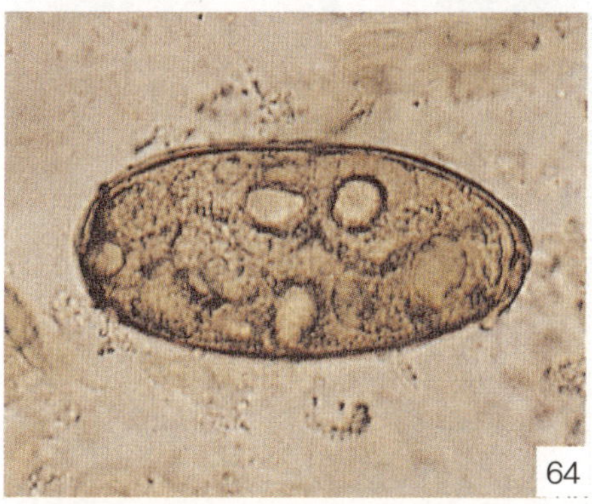

64

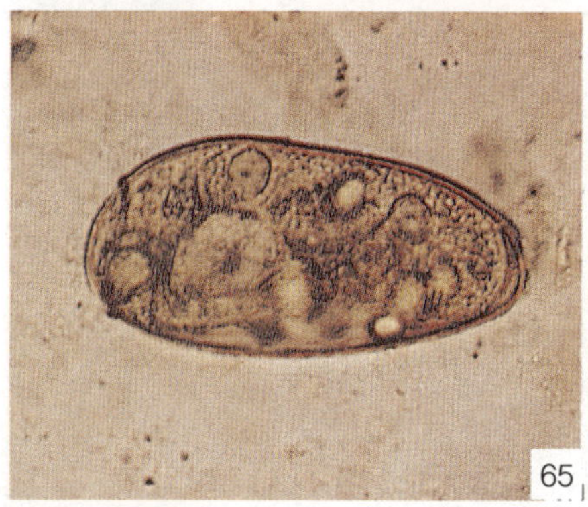

65

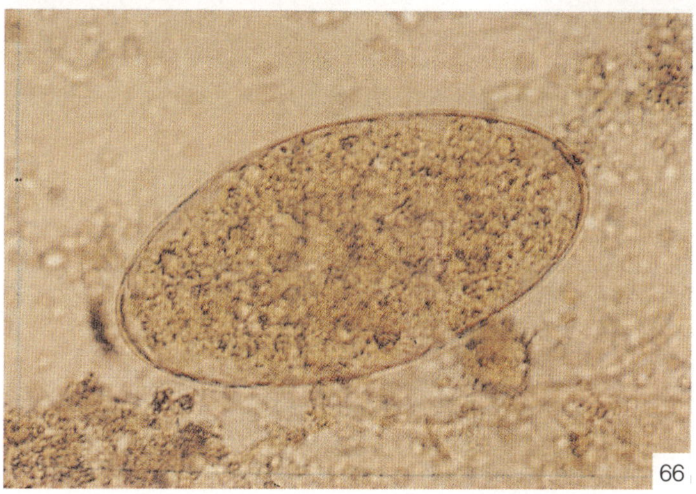

66

59. 광절열 두조충란(450×)
60. 조충란(450×)
61. 왜소조충란(450×)
62. 쥐조충란(450×)
63. 폐흡충란(1)(450×)
64. 폐흡충란(2)(450×)
65. 폐흡충란(3)(450×)
66. 간질충란(450×)

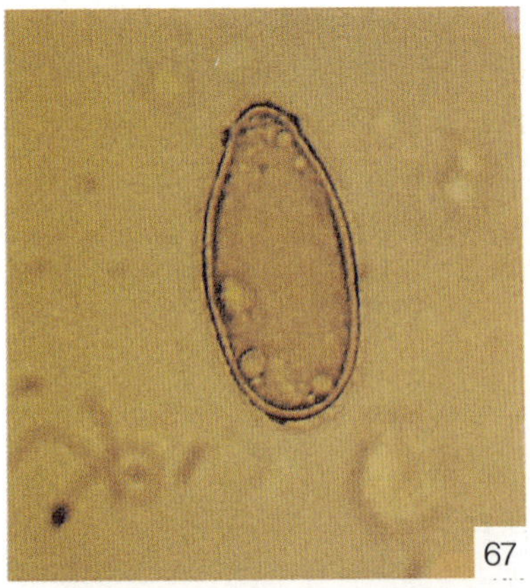

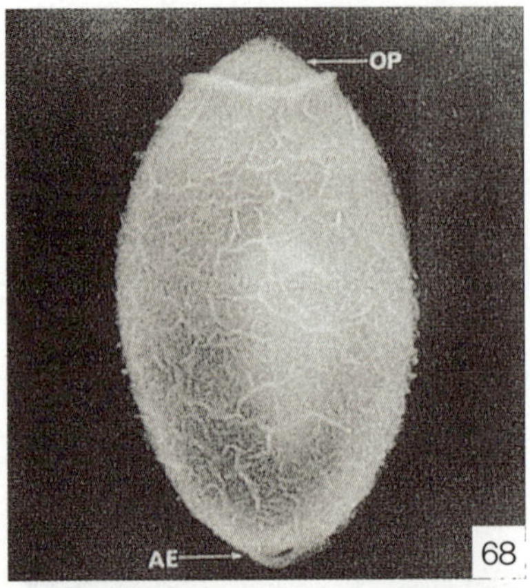

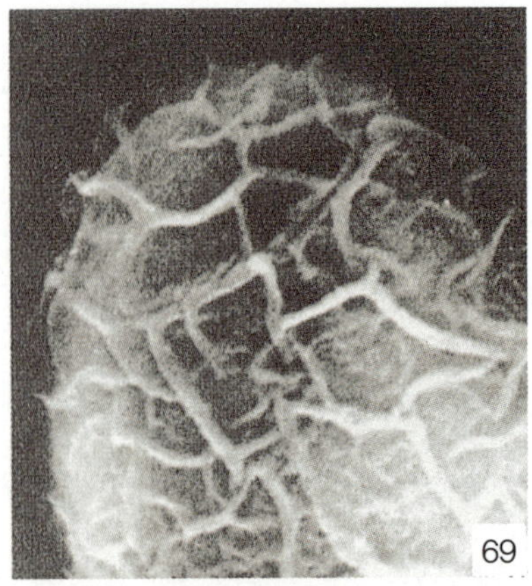

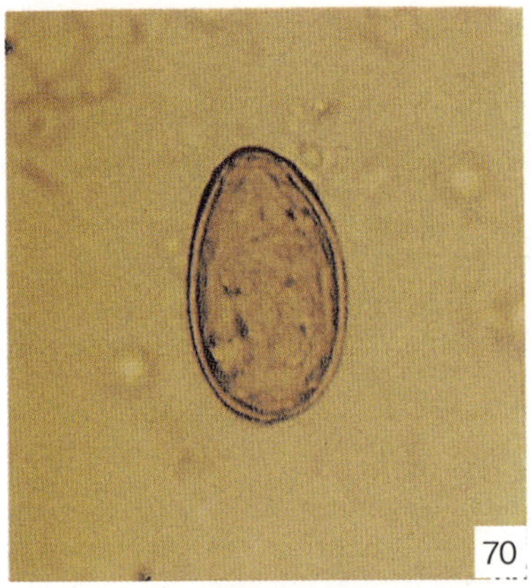

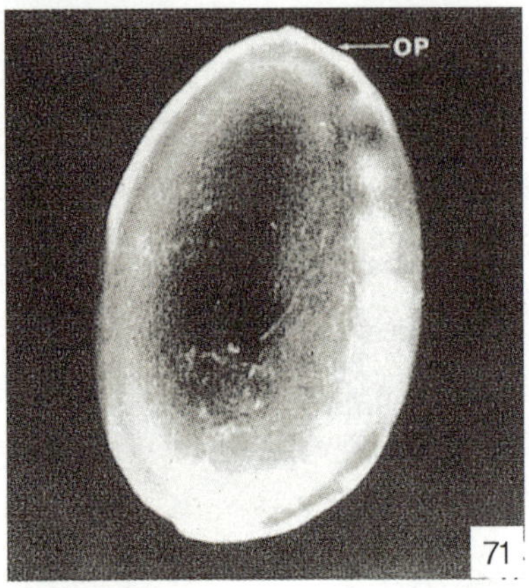

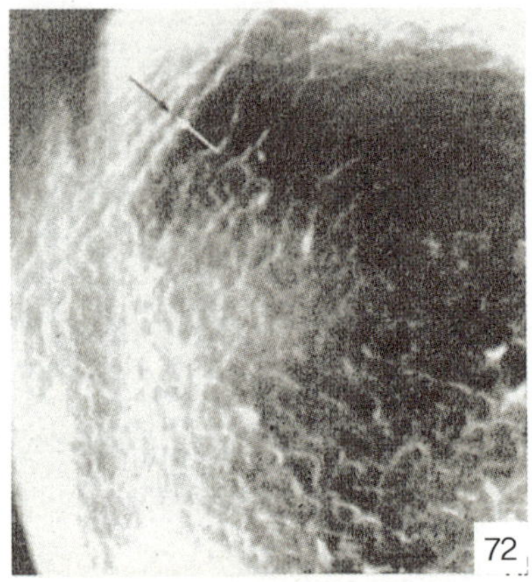

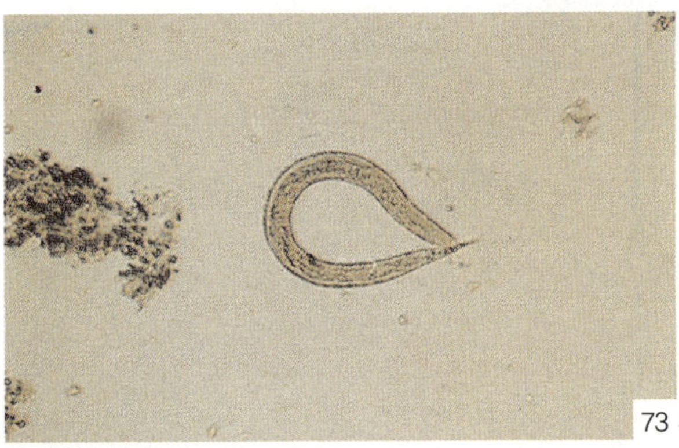

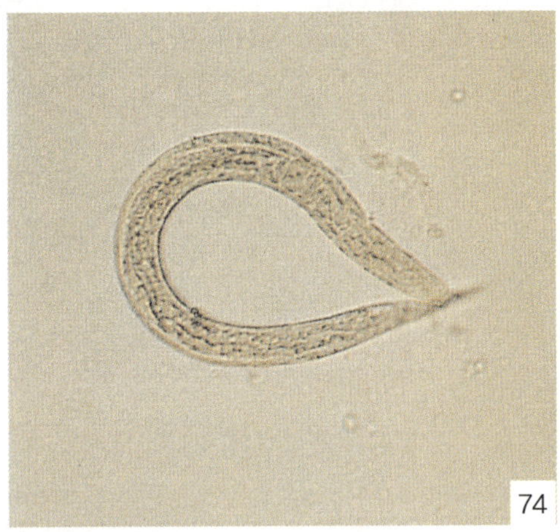

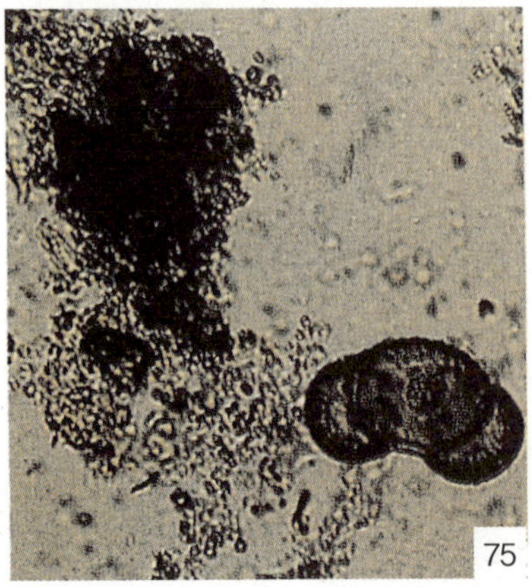

67. 간흡충란(1,000×)
68. 간흡충란(주사전자현미경 사진)
69. 간흡충란(주사전자현미경 사진)
70. 요꼬가와 흡충란(1,000×)
71. 요꼬가와 흡충란(주사전자현미경 사진 1)
72. 요꼬가와 흡충란(주사전자현미경 사진 2)
73. 분선충 간상유충(1) 100×
74. 분선충 간상유충(2) 400×
75. 소나무 화분가루

단원 4

장내 기생 원충류의 검사

학습목적

1. 장내 기생 원충류의 종류와 생활사를 알고 있어야 한다.
2. 진단상 요구되는 원충의 종류를 분리 동정할 수 있어야 한다.
3. 원충검사에 있어서 진단상 요구되는 검사방법을 적절히 응용할 수 있어야 한다.
4. 원충검사에 필요한 시약을 정확히 제조할 수 있어야 한다.

학습내용 1

인체의 장내에 기생하면서 질병을 일으키는 병원성 원충으로는 이질아메바(*Entamoeba histolytica*), 람블편모충(*Giardia lamblia*), 대장섬모충(*Balantidium coli*) 등이며, 이들은 영양형과 포낭형의 생활사를 가지고 있다.

따라서 검사방법에 있어서 무슨 형태(포낭 또는 영양형)를 검사하는 가에 따라 방법이 달라진다. 영양형은 외계의 환경에 저항력이 아주 약하며 대변이 배출된 후 즉시 검사하여야 하며, 생리식염수 내에서 체온 상태로 온도를 유지하여 주면서 검사하는 것이 좋다. 그러나 포낭형은 외계에서의 저항력이 어느 정도 강하게 유지되기 때문에 검사의

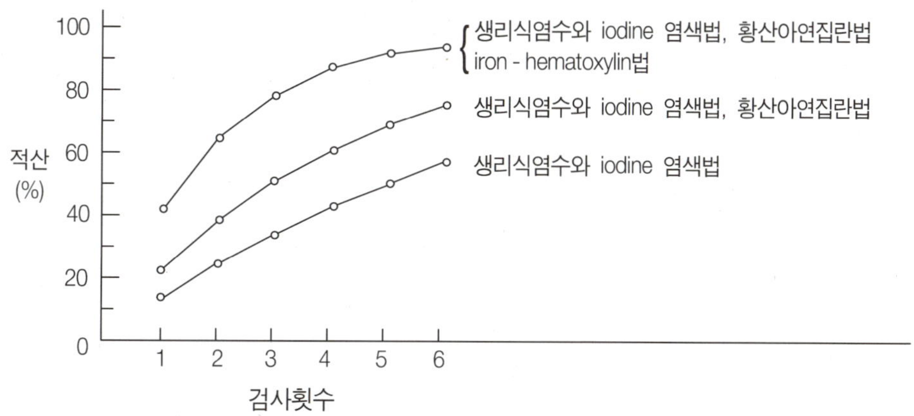

그림 2-10 대변검사에 의한 이질아메바의 적산성적(Sawitz and Faust, 1942)

목적에 따라서 직접도말법이나 침전법·부유법 등을 이용하여 대변검사법 기술한 조작을 한 후 iodine, eosin 등으로 염색하거나 필요에 따라서 iron-hematoxylin 염색을 한다. 포낭형(cyst)은 원래 매일 동일수로 배출되는 것이 아니므로 1~2회 검사에서 음성이 나오더라도 날짜를 달리하여 6회 이상 검사해 봐야 음성이라고 판정할 수 있다. 원충의 검사 역시 그림 2-5에서와 같이 각 방법에 다라서 검출률의 차이가 있다고 한다. 그러므로 검사 방법의 선택에 유의하면서 검사를 하여야 한다.

이질아메바의 의하여 발병하는 아메바증의 진단을 위한 검사방법과 검사방법 응용의 범위를 표 2-8에서 비교하여 보면 다음과 같다.

표 2-8 아메바증 검사방법의 비교

검 사 방 법	검 사 조 건	검사의 한계
·생리식염수내 검사	·배변후 30분 이내 검사	·영양형의 운동성 관찰
·Lugol's 요오드염색법 ·Eosin 염색법	·직접도말 염색 ·집란 후 염색	·포낭형의 발견 ·확실한 종의 구별 불가능
·Iron-hematoxylin 염색법 ·trichrome 염색법	·직접도말하여 ·고정(fix) 후 염색	·영양형과 포낭형의 발견 ·확실한 종의 구별 가능
·배양법	·배변후 15분이내 배양	·시간이 많이 소요됨
·면역학적 검사법 ·ELISA	·항원과 항체	·면역학적 분자생물학적 진단방법

1) 가검물의 처리(대변, 기타)

(1) 영양형(trophozoite)의 거사를 위해서는 대변이 배출된 후 되도록 빨리(2시간이내) 검사하여야 한다. 영양형의 활동상태 등을 직접 관찰하고자 할 때에는 생리식염수로 체온상태에서 재빨리 검경 관찰하여야 하며, 염색표본을 만들고자 할 때는 즉시 고정(fix) 작업을 실시하여야 한다.

(2) 가검물(대변)의 보관

① 냉장고 내의 보관 … 3~5℃의 냉장고 안에서 포낭형은 1개월 이상 보관할 수 있다. 그러나 될 수 있으면 24시간 이내에 검사 처리하는 것을 원칙으로 하여야 하며, 냉장고에 보관할 때는 건조시키거나 얼리면 안된다. 영양형은 물론 냉장고에 보관하면 안 된다.

② Formalin 보존법 … 포낭형은 10% formalin액에 보관하면 6개월 이상도 보존이 가능하다. 그러나 영양형은 보존할 수 없다. 포낭형 역시 10% formalin에서 오래 방

치하면 변형이 되므로 될 수 있는 대로 빨리 검사 처리하여야 한다.

2) 생리식염수 내 검사(영양형)

(1) 영양형의 활동형은 관찰하고자 할 때에는 현미경·받침유리·덮개유리·생리식염수를 체온(37℃)정도로 가온하고,

(2) 받침유리 위에 생리식염수 1~2방울을 떨어뜨리고,

(3) 대변의 이곳 저곳에서 소량(점액 부분을 채취하면 영양형을 검출할 가능성이 높다)을 채취하여 생리식염수와 잘 혼합한 다음.

(4) 덮개유리를 덮고 검경한다.

3) 영양형과 포낭형의 동시고정법

3-1. P.V.A.(polyvinyl alcohol fixative) 고정법

대변검사를 실시하다 보면 때와 장소에 따라서 그 즉시 검사처리를 못하는 경우가 있다. 이때에는 P.V.A. 도말표본을 만들어서 보관 및 수용을 하면 편리하다.

특히 P.V.A. 고정액은 영양형 보존에 우수하며, 장내 원충류의 집단검사에 사용된다.

1) P.V.A. 고정액 :

① Mercuric chloride 포화용액 ········ 62.5 ml

② Ethyl alcohol 95% ········ 31.0 ml

③ Glacial acetic acid ········ 5.0 ml

④ Glycerin ········ 1.5 ml

⑤ P.V.A.(polyvinyl alcohol) 분말 ········ 5.0 g

먼저 ①~④를 순서대로 혼합하고 P.V.A. 분말을 가한 다음 75℃ 이상으로 맑아질 때까지 가온한다.

2) P.V.A. 슬라이드 작성법 :

① 받침유리 위에 P.V.A. 3방울과 가검물 1방울을 잘 혼합하고 도말한다.

② 완전히 건조될 때까지 수평 위치로 방치하여 말린다. 건조된 후에는 영구보존도 가능하다.

③ 도말표본을 50~70% alcohol에 넣었다가 iron-hematoxylin 염색을 실시한다.

3-2. M.I.F.(merthiolate iodine formalin) 고정법

이 방법은 영양형과 포낭형의 보존에 적합하며, 동시에 염색을 할 수 있는 장점이

있다. 그리고 다량의 포낭을 보존할 수 있는 이점이 있다.

1) M.I.F. 고정액 :

(1) MF stock solution

① Tincture of merthiolate No. 99 Lilly(1 : 1,000) ································ 200 ml

② Formaldehyde U.S.P. ·· 25 ml

③ Glycerin ·· 5 ml

④ Distilled water ·· 250 ml

(2) Lugol's iodine solution

① Iodine ·· 5 g

② Potassium iodide ·· 10 g

③ Distilled water ·· 100 ml

2) M.I.F. 고정 및 보전 : MF stock solution 2.35 ml와 Lugol's solution 0.15 ml를 혼합하고, 여기에 가검물 0.25 g을 첨가하여 보관하며 검사목적에 따라서 응용할 수 있다. 즉, 혼합된 가검물을 원심침전하여 포낭을 수집할 수도 있고, 윤충란 검사도 할 수 있다.

3) M.I.F. 직접도말법 : MF stock solution 10에 Lugol's solution 15의 비율로 혼합하여 M.I.F. solution을 만든다.

받침유리 위에 증류수와 M.I.F. solution을 각각 1방울씩 떨어뜨리고 가검물을 혼합하여 덮개유리를 덮은 후 경검한다.

학습내용 2

1) 원충의 감별

장내 원충류의 영양형이나 포낭형의 특징적인 감별 기준은 대개 다음과 같은 내용의 관점에서 관찰하면 편리하다.

영양형 : (1) 크기(size)

(2) 운동상태

(3) 핵(nucleus)모양 ······················ 주위성과립, 핵소체

(4) 포식물 ······························ RBC, 세균 등

포낭형 : (1) 크기와 형태

(2) 핵의 수

(3) 핵의 모양 ························ 주위성과립, 핵소체

(4) Glycogen 물질

(5) Chromatoidal체 등

그러나 위의 경우는 iron-hematoxylin염색 등의 영구 염색표본에서의 경우이며, iodine 이나 eosin 같은 염색에서는 핵소체, 주위성과립, 크로마틴양체와 포낭벽(cyst wall) 등의 관찰은 불가능하다.

2) 원충류의 영양형 및 포낭형

[원충포낭(cyst)의 해설]

1. 이질아메바(*Entamoeba histolytica*)

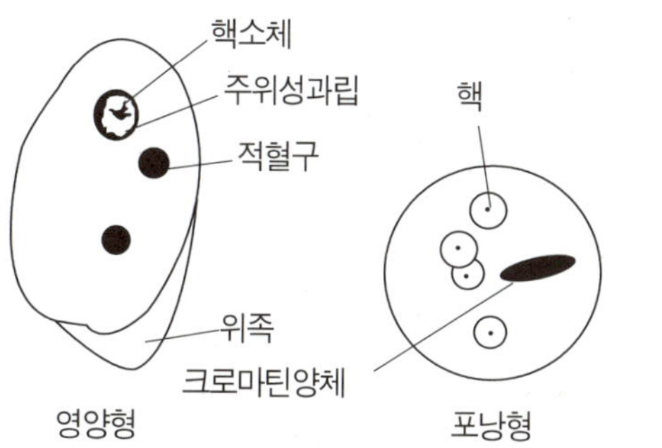

이질아메바

크기 : 5~20 μ (직경)

모양 : 구형 또는 난형, 드물게 비대칭

포낭막 : 다른 부분에 비해서 광선 굴절성이강하게 보인다.

색조 및 특징 :

Lugol 염색 : 선황색으로 염색되며, 산만한글리코겐이 보이고, 핵의 수는 1, 2, 4개로 나타난다.

Hematoxylin 염색 : 카리오좀(karyosome)이 핵의 중심에 위치하며, 크로마틴(chromatin) 양체는 말단에 부드러운 면이 나타난다.

감별 : 대장아메바(*Entamoeba coli*)와 감별

2. 대장 아메바(*Entamoeba coli*)

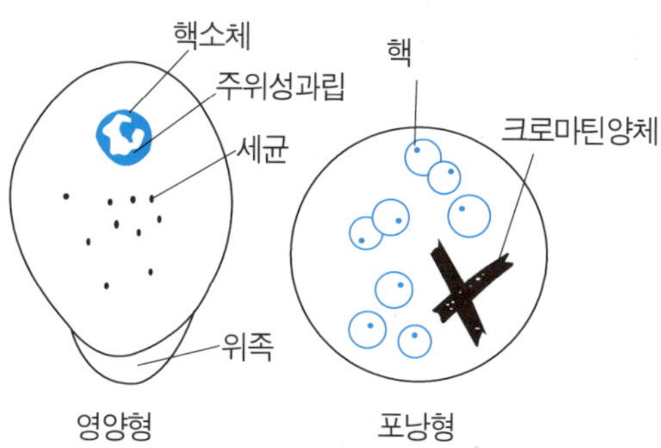

대장아메바

크기 : 10~30μ (직경)

모양 : 난원형, 구형

포망낙 : 이질아메바 원충과 비슷하다.

색조 및 특징(염색표본) :

Lugol 염색 : 황갈색으로 염색되며, 글리코겐이 보이고 핵은 1, 2, 4, 8개가 나타나며, 카리오좀의 핵의 중심부에서 이탈되어 있다.

Hematoxylin 염색 : 크로마틴양체가 말단에 날카로운 절단면으로 나타난다.

3. 왜소아메바(*Endolimax nana*)

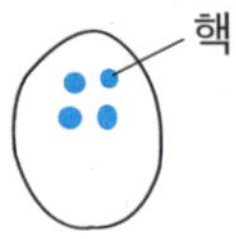

왜소아메마

크기 : 5~12μ

모양 : 대체로 난원형 또는 구형

특징 : 1~4개의 핵이 보이며, 염색표본에서 포낭막이 녹황색으로 염색되고, 글리코겐이 보인다.

4. 옥도아메바(*Iodamoeba butschlii*)

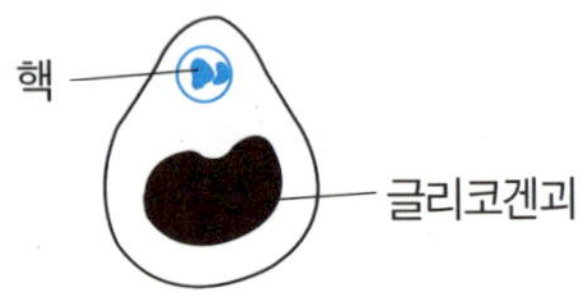

옥도아메바

크기 : 일정치 않다.

특징 : 특이한 글리코겐 괴

5. 메닐편모충(*Chilomastix mesnili*)

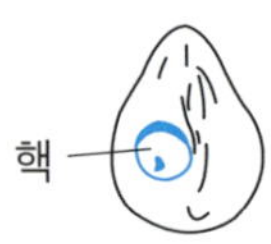

메닐편모충

크기 : 7~10μ × 4.5~6μ

모양 : 레몬형이며, 포낭막 전단에 약간의 돌출이 있다.

특징 : 핵은 보통 1개이며, 염색표본(Lugol 염색) 시 karyosome은 보통 중심에 위치하고 또 크로마틴이 보인다.

6. 람블편모충(Giardia lamblia)

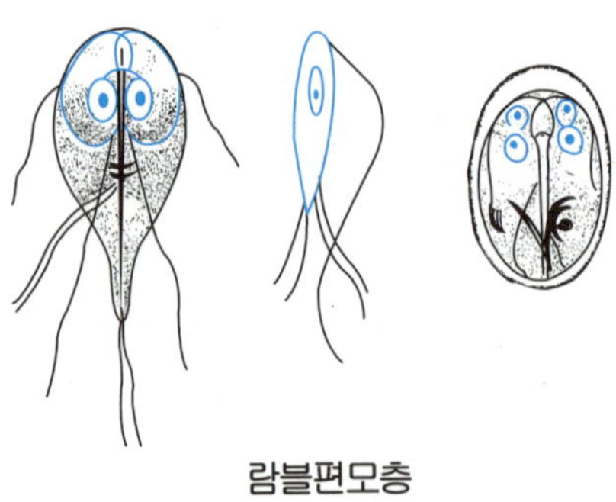

람블편모충

크기 : 8~12μ

모양 : 난원형 또는 타원형의 두터운 막

특징 : 염색표본(Lugol 염색)에서 포낭은 갈황색으로 염색되고, 2~4개의 핵 또는 8개가 있으며, 핵 내에 중심성, 편재성의 카리오좀이 있다.

실험 4-1. Iodine 염색법

실험내용 :

직접도말법이나 집란법을 이용하여 만든 도말표본에 iodine 염색액을 떨어뜨려서 잘 혼합하여 덮개유리를 덮고 검경한다. 그리고 iodine 염색액은 언제나 신선한 것이 좋으므로 오래된 염색액은 버리고 다시 만들어서 사용하여야 한다.

1) Lugol's iodine solution :

① Iodine ··· 2 g

② Potassium iodide ·· 4 g

③ Distilled water ·· 100 g

먼저 potassium iodide를 증류수에 완전히 녹인 후 iodine을 넣고 서서히 녹인다. Iodine은 잘 녹지 않는 편인데, 열을 약간 가하면서 녹이든지 약절구에 iodine을 넣고 미세한 분말로 만든 다음 녹이면 된다.

Iodine 염색법은 포낭형의 검사에만 이용되는 간편한 방법으로서, 시야는 전부 황색으로 염색되고 포낭은 갈황색으로 선명히 염색된다. 포낭에 있어서 핵·세포질·글리코겐 등은 iodine 염색으로서 쉽게 구별할 수 있으며, 특히 글리코겐은 갈색으로 염색된다.

실험준비 :

1) 장내 원충류의 포낭(환자로부터 수집된 포낭형을 10% formalin에 고정 보관한 것).
2) 현미경(100 ×, 450 ×, 1000 × 렌즈)
3) Iodine액(신선한 것)
4) Slide glass와 cover glass
5) Applicator wood 또는 spoid
6) Immersion oil과 lens paper
7) 연필과 색연필
8) Clearning 용액

실험방법 :

1) 원충포낭 표본액 1 drop과 iodine 1 drop을 혼합하여 잘 mix한 다음 cover glass를 덮는다.

2) 현미경의 450× 렌즈로 관찰하여 포낭형을 찾은 다음, immersion oil 1 drop을 조심스럽게 cover glass 위에 놓고 1000× 렌즈로 확대하여 관찰한다.
3) 자세히 관찰하여 sketch한다.
4) 실습후에는 oil lens를 clearning 용액과 lens paper로 잘 닦은 후에 보관, 정리한다.

---

* 현미경의 immersion lens(1,000배 렌즈)를 사용후에 lens paper와 clearning solution으로 렌즈에 묻은 oil을 깨끗이 닦아 놓아야 한다.
렌즈를 닦을 때에는 조심히 다루어야 하며 xylol 같은 용액으로 닦으면 렌즈가 쉽게 마모되므로, 반드시 사용가능한 clearning solution으로 닦아야 한다. 손쉽게 만들 수 있는 clearning solution을 소개하면 다음과 같다.

① Methanol(pure)	30 ml
② Ether(pure)	70 ml
oil lens clearning 용액 100 ml	

실험결과 :

성　명		평점	
실 습 조			
실습일자			

Sketch	설 명

성 명		평점	
실 습 조			
실습일자			

Sketch	설 명

실험 4-2. Iron-Hematoxylin 염색법

실험내용 :

포낭형이나 영양형에 있어서 종 감별이나 명확한 형태학적인 관찰을 하고자 할 때에는 이 방법을 이용한다.

그러나 이 방법은 염색과정이 너무 복잡하고 재료와 시간이 많이 소비되므로 일반 검사에서는 이용에 어려움이 뒤따른다.

이 검사에서 특히 주의하여야 할 것은 조작 중에 도말표본이나 가검물이 건조하지 않도록 하여야 한다.

실험준비 :

1) 가검물(배변 후 2시간 이내의 신선한 대변)
2) 현미경(100 ×, 450 ×, 1,000 × 렌즈)
3) Slide glass, cover glass
4) Applicator wood
5) Canada balsam
6) 60℃ water bath
7) Lens paper와 clearning액
8) 염색에 필요한 stain jar 등
9) 염색에 필요한 시약

① Hematoxylin 0.5% solution : 증류수 100 ml에 hematoxylin 0.5 g을 녹인 후 갈색병에 넣어서 1~2개월 보관한 다음 사용한다.

② Schaudinn's 고정액 : 포화 승홍 용액(saturated $HgCl_2$ solution)과 95% ethyl alcohol을 2 : 1의 비율로 혼합하여 병에 넣어 보관한다. 사용할 때에는 이 용액 20 ml에 glacial acetic acid 1 ml를 첨가하여 사용한다.

③ Iodized 70% alcohol : 염색할 때 70% ethyl alcohol, Lugol's solution(iodine 5 g, potassium iodide 10 g 및 D.W. 100 ml)을 코카콜라의 색깔이 되도록 첨가하여서 사용한다.

④ Ferric ammonium sulfate 4% : 증류수 100 ml에 ferric ammonium sulfate 4 g을 녹인다.

⑤ Saturated picric acid : 포화수용액이다.

⑥ Basic alcohol : 70% alcohol에 potassium acetate 1%를 첨가하여 pH 7.0으로 만든다.

⑦ Carbol - xylol : carbolic acid(phenol)와 xylol을 1 : 3의 비율로 섞는다.

실험방법 :

① 받침유리에 가검물을 면봉이나 검사용 막대를 이용하여 도말한다(건조하지 않도록 주의).
② Schaudinn's액을 60℃ 가온한 상태에서 도말한 표본을 5분간 고정한다.
③ 50% alcohol에 1분
④ Iodized 70% alcohol에 1분
⑤ 70% alcohol에 1분
⑥ 수세 2~3분
⑦ 4% ferric alum액 15분
⑧ 수세 10분
⑨ Hematoxylin염색(5분부터 그 이상을 일정치 않으며, 그때 그때의 상황에 맞추어 조절한다)
⑩ 흐르는 물에 10분 가량 수세
⑪ picric acid에 탈색(시간은 일정하지 않다).
⑫ 수세 2~3분
⑬ Basic alcohol 70% → 80% → 90% → 95% → 100%, 각각 1분 이상
⑭ Carbol - Xylol
⑮ Xylol
⑯ Balsam mount

참고 :

성 명		평 점	
실 습 조			
실습일자			

실 험 결 과

성　명		평점	
실 습 조			
실습일자			

실 험 결 과

연 습 문 제

문 제 1 이질아메바 영양형의 활동 상태를 관찰할 수 있는 생리식염수 내 도말검사 방법을 설명하시오.

문 제 2 Iron - hematoxylin 염색법의 장점을 쓰시오.

문 제 3 이질아메바와 대장아메바의 형태학적 차이를 쓰시오.

문 제 4 관계 있는 것끼리 연결하시오.

(1) ① Iron - hematoxylin 염색 ㉠ Iodine 2%
② Trichrome 염색 ㉡ Eosin 0.1%
③ Lugol's 염색 ㉢ Schaudinn's 고정액
④ Eosin 염색 ㉣ Gomori's 염색액

(2) ① P.V.A. 고정액 ㉠ Potassium iodide
② M.I.F. 고정액 ㉡ Polyvinyl alcohol
③ Schaudinn's 고정액 ㉢ Mercuric chloride
④ Lugol's dor ㉣ Merthiolate

(3) ① *Entamoeba histolytica* ㉠ Quadrinucleate
② *Entamoeba coli* ㉡ Mahogany색의 glycogen mass
③ *Endolimax nana* ㉢ 축색과 4개의 핵
④ *Iodamoeba butschlii* ㉣ 레몬형의 포낭형과 1~2개의 핵
⑤ *Giardia lamblia* ㉤ 8개의 핵과 편재성의 핵소체
⑥ *Chilomastix mesnili* ㉥ 아주 작은 난원형의 포낭형과 1~4의 핵

문제 5 선다형

(1) 아메바의 영양형 검사가 가능한 검사법은?

① Trichrome 염색법 ② Eosin 염색법

③ Iodine 염색법 ④ Giemsa 염색법

(2) 핵소체의 관찰이 가능한 검사방법은?

① Iron-Hematoxylin 염색법 ② 생리식염수내검사

③ Eosin 염색법 ④ Lugol's 염색법

(3) 다음 검사방법 중에서 아메바의 포낭형 검사에 좋은 것은?

① Cellophane thick smear법 ② AMS Ⅲ법

③ Scotch tape 항문주위 도말법 ④ Zine-sulfate 부유법

(4) Lugol's 염색법으로는 검출이 불가능한 기생충은?

① 이질아메바 ② 대장아메바 ③ 이핵아메바

④ 왜소아메바 ⑤ 옥도아메바

(5) 다음 중에서 원충의 포낭형만을 간단히 염색하여 관찰하기 위한 방법은?

① Iron-hematoxylin 염색법 ② Trichrome 염색법

③ Iodine 염색법 ④ 생리식염수 내 도말검사법

(6) 큰 흡반과 2개의 핵, 두 개의 축삭돌기, 8개의 편모와 2개의 부정형체를 가진 장관계의 편모충은?

① 메닐편모충 ② 람블편모충 ③ 장세모편모충

④ 질편모충 ⑤ 구강편모충

문제 6 질편모충의 염색방법은?

단원 5 충란계산법

학습목적

1. 검사하고자 하는 기생충의 1일 산란수를 알고 있어야 하며, 충란의 대변 내 분포양상을 이해하고 있어야 한다.
2. E.P.G.와 기생충의 감염강도를 계산할 수 있어야 한다.
3. Stoll's 희석 충란계산법을 할 수 있어야 하며, 계산결과를 보정(correction factor) 할 수 있어야 한다.
4. 1/10N NaOH 용액을 만들 수 있어야 한다.

학습내용 1

충란계산법이란, 일정한 분량의 대변에 배출되는 충란의 수를 계산하여 인체 내에 기생하는 기생충의 수를 추산(추측)하는 방법이다. 대체로 대변 중에 있는 충란수를 계산하는 목적은 두 가지로 볼 수 있겠는데, 개인을 대상으로 검사하여 그 사람의 대변 중에 포함되어 있는 충란수를 계산하여 감염 기생충 수를 알려는 경우와, 어떤 집단을 대상으로 검사하여 그 집단에 대한 기생충 감염상태를 추산하는 경우이며, 이는 기생충 감염에 대한 예방대책, 기생충 관리와 구충 효과판정 등에 응용된다.

충란계산은 E.P.C.(egg per gram : 1 g 중에 포함된 충란수), E.P.D.(egg per day : 1일 산란수) 등으로 계산되는데, 대변의 양이 너무 적을 경우나 충란수가 적어서 E.P.G. 100~200 이하인 경우에는 그 의의가 적어진다. 충란계산법의 대상이 되는 기생충은 다음의 조건을 갖추어야 한다.

① 배출되는 충란의 분포가 대변 내에 고르게 퍼져 있어야 한다.

② 기생충의 충란 배출량이 단시일 내에 쉽게 변하는 일이 없어야 한다.

③ 기생충 1마리가 배출하는 충란의 수가 충분하여야 하다.

그러므로 모든 기생충란에 대하여 다 적용되는 것이 아니라, 십이지장충·회충·편충·간흡층 등에 가장 잘 적용된다.

학습내용 2

1) E.P.G. 계산법

Stoll's flask를 사용하여 충란을 계산했을 경우

(1) 대변 4 g이 60 ml 용액 내에 희석되었으므로 15배 희석용액

(2) 이 중에서 0.14 ml를 뽑아 내어 검경하였으므로 15 ÷ 0.15 = 100(0.075 ml를 검경하였을 때는 15 ÷ 0.075 = 200)

(3) 그러므로 E.P.G.는 검경된 충란수 ×100배하면 된다.

[계산의 실례]

서 등(1969)에 의하면 1,174명에 대하여 Stoll씨 희석계산법으로 E.P.G.를 계산하였던 바 평균 E.P.G.가 회충란 9,723개, 편충란 649개, 구충란 501개로 나타났다.

이들 E.P.G.를 충체수로 환산하면 [단, 회충 암컷 1마리의 1일 산란수를 200,000개, 편충 10,000개, 구충 10,000개로 하며 각각 자충(female)과 동일한 수의 웅충(male)이 존재한다고 가정하고, 한국인의 1일 대변량을 200 g으로 함] 그 계산식은:

$$\text{기생충의 감염강도(estimated worm burden)} = \frac{\text{E.P.G.} \times \text{feces/day}}{\text{eggs per day per female}} \times n$$

n : 자웅이체일 때는 2, 자웅동체일 때는 1

으로 되며, 위의 식에 의한 계산 결과 한국인의 감염자 1인당 회충의 감여강도는 19.4마리, 편충은 26마리, 구충은 20마리로 계산된다.

2) 용적(ml)과 중량(gram), 그리고 대변량과 결과의 보정

1) 용적과 중량

대변의 비중은 1.0 이상이므로 대변 1 ml(용적)와 1 g(중량)은 엄밀히 말하여 같다고 할 수 없다. 1/10 N NaOH 56 ml에 대변을 첨가하여 60 ml 눈금까지 상승하도록 한 경우의 결과는 E.P.ml로, 또한 대변 4 g을 천칭에 달아서 Stoll씨 flask에 넣은 다음 1/10N NaOH를 첨가하여 60 ml 눈금까지 상승하도록 한 경우의 결과를 E.P.G.로 구별하기도 하나, 용적과 중량을 구별하지 않고 같이 쓰고 있다.

2) 검사하고자 채취된 대변의 양이 적을 경우에는 Stoll씨 flask의 희석량을 30 ml(이 경우 대변량 2 g 1/10N NaOH 28 ml)로 하거나 또는 다른 희석방법도 있지만 희석 용량을 줄이거나 대변의 양을 적게하여 검사할 경우 정밀성이 낮아진다.

3) 검사결과의 보정 : 동일한 1 g의 대변일지라도 그 성상에 따라 충란의 분포상태는

달라진다. 즉 수분 함량이 많은 대변은 적은 대변보다 충란의 수가 적으므로 다음과 같이 보정(correction factor)한다.

① 연변(mushy) ×2

② 설사연변(mushy - diarrea)×3

③ 설사변(frankly diarrea)×4등

그러나 집단검사(mass servey) 때에는 결과를 보정하여 주지 않는다.

학습내용 3

기생충의 E.P.G.P.F.

성충 암놈 1마리가 인체에 기생하고 있을 때 대변 1g 중에 포함되어 있는 충란수를 E.P.G.P.F.(eggs per gram per female)라고 부른다.

과거 여러 기생충학자에 따르면, 각 기생충의 1일 산란수에는 차이가 있지만, 일반적으로 다음과 같다.

표 2-9 기생충의 E.P.G.P.F

기 생 충	E.P.G.P.F.
회충수정란	5,000
회충불수정란	140
듀비니구충	150
아메리카구충	100
동양모양선충	1
편 충	40
폐흡충	100
간흡충	40
요꼬가와흡충	2

실험 5-1. 스톨씨 희석 충란계산법(Stoll's dilution egg counting technique, Stoll and Hausheer, 1926.)

실험준비 :

1) 가검물(대변) 5 g 이상
2) Stoll's flask
3) Stoll's pipette
4) Applicator
5) 받침유리, 덮개유리(22 × 22 mm, 22 × 40 mm)
6) 현미경(100×, 450× 렌즈)
7) Cell counter
8) 1/10 N NaOH 용액
9) 유리알

실험방법 :

① Stoll씨 flask의 56 ml 선까지 0.1 N NaOH 용액을 넣고 검시용 막대를 사용하여 대변을 용액의 메니스커스가 60 ml에까지 올라오도록 넣는다.
② 유리알 15~20개 정도를 넣고 세게 진탕한 후 24시간 방치한다(그동안 가끔 세게 흔들어 준다).
③ 검사 직전에 다시 진탕한 다음 Stoll씨 pipette을 사용하여 0.15 ml(또는 0.075 ml)를 뽑아올려서 채취한다(이 과정에서 될 수 있는 한 충란이 골고루 희석된 상태에서 조작함이 중요하다).
④ 뽑아 올린 희석액을 받침유리 위에 놓고 덮개유리(22 × 40 mm)를 조심스럽게 덮는다.
⑤ 전면을 샅샅이 검경하여 계산된 충란들의 E.P.G.를 구한다.

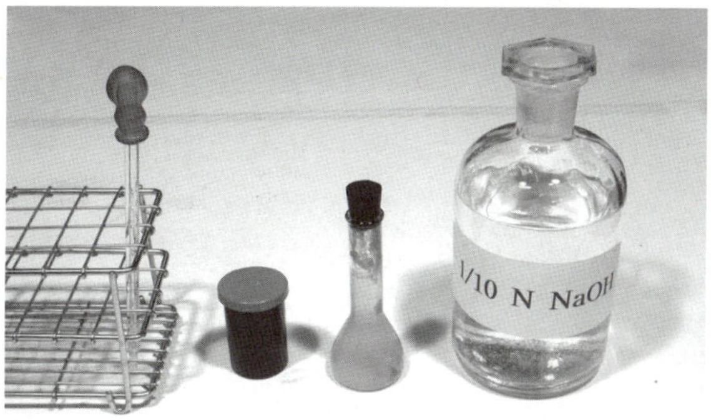

1. 스톨씨희석 충란계산법에 사용되는 기구들

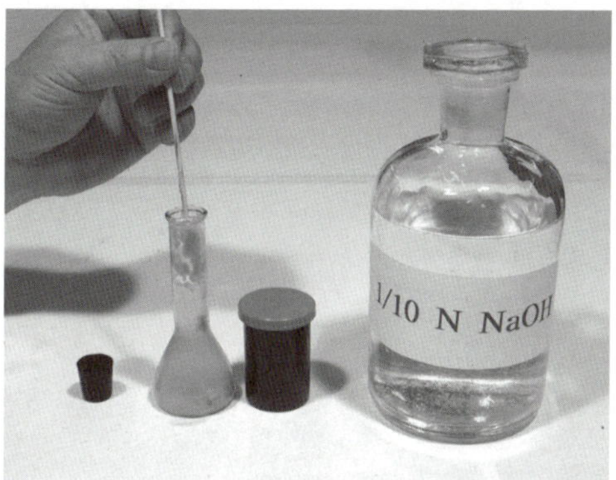

2. 1/10 N NaOH 56 ml를 넣고 대변을 60 ml 눈금까지 채워 넣는다.

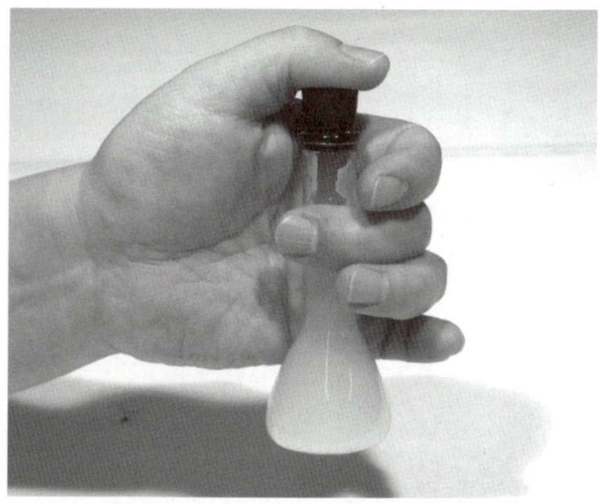

3. 12시간 이상 소화시킨 후, 유리알 수개를 넣고 진탕한다.

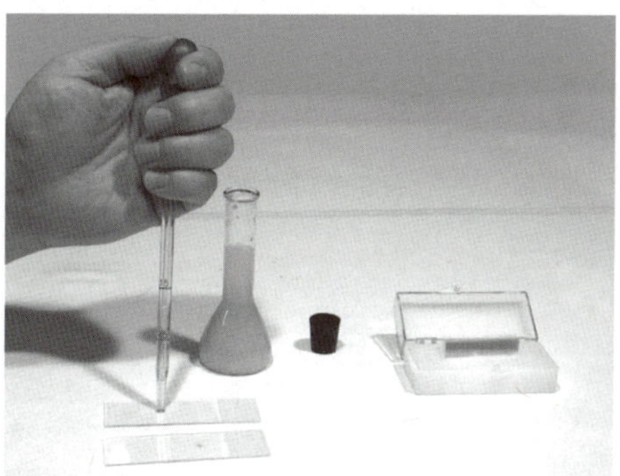

4. Stoll's pipette로 0.15 ml 또는 0.075 ml를 slide위에 옮겨 놓는다.

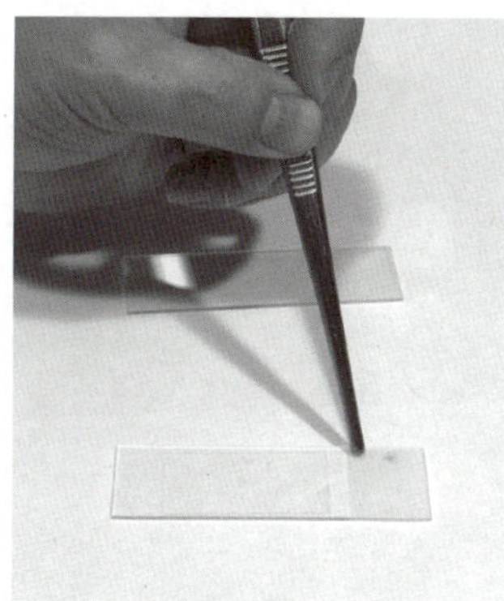

5. Cover glass를 덮고, 검경

그림 2-11 스톨씨희석 충란계산법

성 명		평점	
실 습 조			
실습일자			

실 험 결 과

연습문제

문제 1 다음 약자는 무엇의 약자입니까?

① E.P.G. =

② E.P.D. =

③ E.P.G.P.F. =

문제 2 충란계산법의 응용조건을 쓰시오(적용대상 기생충).

문제 3 어떤 환자의 가검물(대변)로 E.P.G. 검사를 하였던 바 hook worm 충란의 E.P.G.는 1,700개이었으며 간흡충란의 E.P.G.는 10,000개였다. 이 환자의 기생충 감염강도(estimated worm burden)를 계산하시오(단, 성인 1일 배변량 200 g, 십이지장충 1일 산란수 10,000개, 간흡충의 1일 사란수 5,000개, 십이지장충 자웅이체, 간흡충은 자웅동체로 함).

단원 6 충란배양법

학습목적

1. 충란배양법으로 검사 할 수 있는 기생충들을 알고 있어야 한다.
2. 충란배양법의 장점을 알고 있어야 한다.
3. 충란배양법을 시행할 수 있어야 한다.
4. 배양된 유충의 형태를 분리 동정할 수 있어야 한다.

학습내용 1

충란의 산란수가 적은 기생충이나 유충상태로 배출되는 기생충의 경우에는 충란의 배양으로 검출률을 높일 수 있다. 그리고 십이지장충의 경우에는 충란의 형태만을 가지고는 확실한 종(species)을 구별할 수 없기 때문에 유충상태로 배양시킨 다음 형태학적인 구별로 종을 구별하기도 한다.

노(1968)에 의하면 서울 및 경기도 지역주민을 대상으로 구충(hook worm)을 종별(種別)로 분리한 결과 듀비니구충 감염자가 133명이었고 아메리카구충 감염자가 5명이었다고 하며, 임(1971)에 의하면 충북 괴산군 지역의 구충 감염자 162명에 대하여 여과지 배양법을 이용하여 종을 분리하여 본 결과 아메리카구충 단독감염이 21.0%이었고 아메리카구충과 듀비니구충의 혼합감염이 33.9%이었다고 한다.

충란배양법에 응용되는 기생충은 선충류(Nematoda)의 십이지장충·동양모양선충·분선충·회충 등이다. 그러므로 임상에서는 이밖의 선충류나 흡충류·조충류에서는 별 의미가 없다고 생각되고, 저온상태의 조건에서는 배양을 할 수 없으며, 배양 시일이 많이 소요되는 결점이 있다.

충란 배양의 장점을 든다면 : (1) 듀비니구충과 아메리카구충의 구별 검사에 좋고, (2) 다른 방법으로는 검출이 곤란한 분선충 검사에 좋고, (3) 검사의 조건이 좋은 상태에서라면 다른 방법과 비교하여 기생충검출률이 아주 높으며, (4) 자충 이외의 다른 물질이 없기 때문에 검경하기가 좋다는 점이다.

표 2-10 검사법에 따른 기생충 검출률

검 사 법	검 사 인 원	양 성 자	양 성 률
직접도말법	175	32	18.3%
셀로판후층도말법	175	92	52.6%
부유법	167	108	64.7%
여과지배양법	112	89	79.6%

학습내용 2

윤충란을 배양한 후에 filaria형 유충의 감별에 유의하여야 할 사항은 ①전체의 크기 ② 머리 앞 부위 ③ 구강후부의 형태 ④ 피초의 횡륜선 ⑤ 꼬리 부위 ⑥ 식도와 장관 연결부위의 형태학적 특징들을 비교 관찰하여 동정하면 된다.

그리고 부화의 기간은 적어도 2주일 이상 배양을 해야 확실한 특징의 차이를 구별할 수 있다.

※ 실습학생들은 충란배양의 방법만 확실히 이해하고 시행할 수 있으면 되며, 확실한 사상형 유충의 구별 능력은 기회 있는대로 차후에 더욱 공부, 관찰하면 된다. 그리고 우리나라의 임상병리 검사실에서는 배양법의 응용범위가 적으며, 환자의 조속한 진단과 치료라는 관점에서는 활용도가 적다고 하겠다.

실험 6-1. 여과지배양법

구충란 배양에 대하여 原田(1951)이 여과지시험관법을 보고한 이래 여과지배양법에 대하여 많은 개량과 검토가 되어 왔다. 그러나 여과지배양법은 소량의 분변을 배양하는 데에는 매우 간편하나 부화된 자충의 사멸 또는 유실을 보는 수가 많고, 많은 양의 분변을 배양하는 방법으로는 불리한 점이 많이 있다.

실험준비 :

① 여과지(filter paper) 2 × 15 cm

② 시험관(test tube) : ①의 여과지가 충분히 들어갈 수 있는 시험관

③ Forceps

④ Iodine solution

⑤ Spoid

⑥ 해부현미경

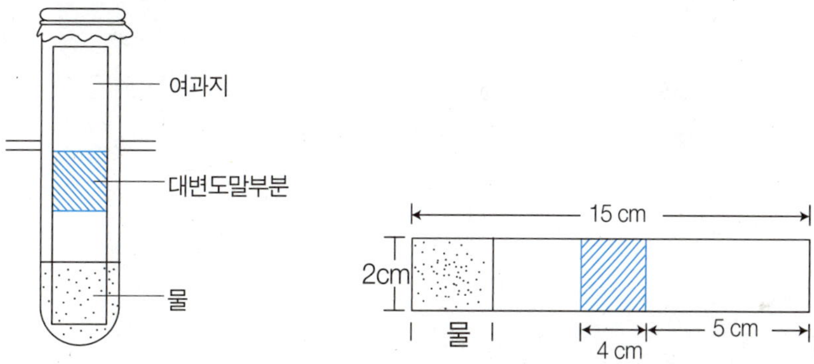

그림 2-12 여과지 배양법

실험방법 :

① 그림 2-6에서와 같이 2 × 15 cm의 여과지의 위에서부터 5 cm 가량의 하부에 0.5 g의 분변을 2 × 4 cm 정도의 크기로 얇고 고르게 도말한다.

② 시험관에 수돗물 4 ml를 넣고 여과지를 넣는다(분변도말 부분이 물과 접촉하지 않도록 주의).

③ 시험관 입구를 고무마개나 vinyl 종이로 완전히 막는다.

④ 25℃의 상태에서 12일간 방치 배양한다.

⑤ 마개를 시험관으로부터 연 다음 여과지를 제거하여 버리고,

⑥ 해부현미경(steroscope)으로 시험관의 하부를 조사하여 자충 양성의 시험관만 확인하여 모은 다음

⑦ Spoid를 이용하여 시험관 하부에 있는 자충을 흡입하여 받침유리 위에 놓고,

⑧ 가온을 하거나 또는 요오드액을 가하여 자충을 죽임과 동시에 고정한 다음 검경한다.

유충의 감별은 제1기, 제2기 유충은 감별이 곤란하고, 제3기 유충(감염 가능한 자충)까지 자란것이라야 구별이 가능하다.

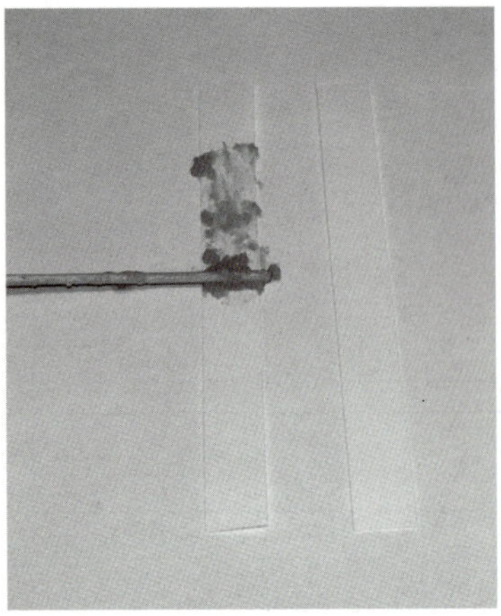

1. 여과지에 대변을 도말

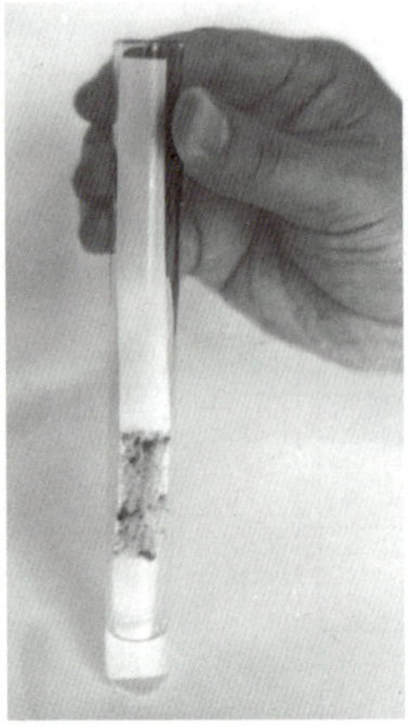

2. 배양(솜이나 고무마개로 입구를 막는다.)

그림 2-13 여과지 배양법

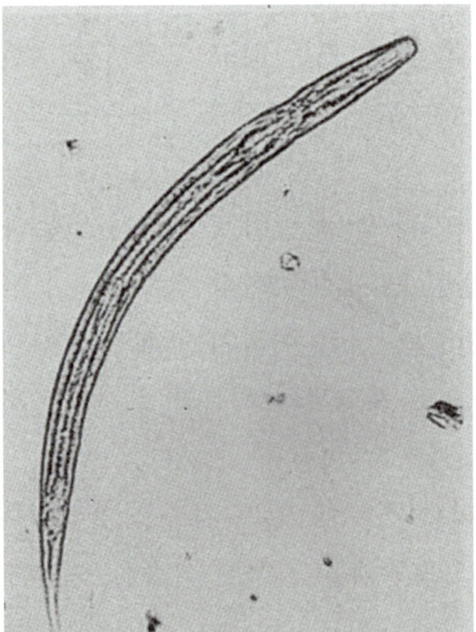

참고 : 분선충의 간상유충

인체의 분변 내에서 검경된 것이며 200× 현미경에서 관찰된 것이다.

성 명		평 점	
실 습 조			
실습일자			

실 험 결 과

성 명		평점	
실 습 조			
실습일자			

Sketch	설 명

연 습 문 제

문 제 1 충란배양법의 장점을 쓰시오.

문 제 2 맞는 답안은?

(1) 다음 기생충 중 대변검사에서는 거의 유충(larva)만 검출되는 것은?

① 동양모양선충 ② 듀비니구충

③ 아메리카구충 ④ 분 선 충

(2) 다음 기생충 중에서 폐 이행(lung passage)을 하지 않은 기생충은?

① 동양모양선충 ② 듀비니구충

③ 아메리카구충 ④ 분 선 충

3

혈액 검사

단원 1 혈액검사

단원 1 혈액검사

인체의 혈액에 출현하는 기생충으로는 원충류(Protozoa)의 *Plasmodia, Trypanosoma, Leishmania, Toxoplasma* 등과 선충류(Nematoda)인 *Filaria* 등이 있다.

이 중 우리나라에서 크게 문제되고 있는 것으로는 *Plasmodium*의 삼일열말라리아(*Plasmodium vivax*)와 사상충과(Filaroidea)에 속하는 마레이사상충(*Brugia malayi*)이다. 그러나 이 밖의 종류 역시 해외로부터 수입해 들어올 가능성이 있으며 해외 여행자, 마약중독자 등으로부터 발견 보고된 적이 있으므로 이러한 종류도 감별할 수 있는 지식을 갖추어 두어야 한다.

실험 1-1. 말라리아 검사

학습목적

1. 말라리아의 생활사를 알고 있어야 한다.
2. 특히, 적혈구 내 생활기(erythrocytic stage)에 있는 말라리아의 각 형태를 알고 있어야 한다.
3. 혈액의 박층도말 표본제작과 후층도말 표본제작의 이유를 이해하여야 하며, 제작할 수 있어야 한다.
4. 염색상의 적절한 처치와 시행을 할 수 있어야 한다.
5. Giemsa 염색에 필요한 stock solution을 제조할 수 있어야 한다.
6. 염색 시행 때에 일어날 수 있는 과오(error)를 스스로 시정할 수 있어야 한다.
7. 염색표본(slide glass)을 검경하여 말라리아 종류(species)를 동정할 수 있어야 한다.
8. 말라리아 충체 발견과 혈액검사상의 한계에 대하여 이해하고 있어야 한다.

실험내용 1 :

말라리아의 생활사는 모기의 체내에서 유성생식(sporogony cycle)을 인체 내에서 무성생식(schizogony cycle)을 영위한다. 인체 내에서는 일단 전적혈구로서 간의 실질세포에서 일정 기간을 지난 후 적혈구에 침입하여 적혈구기를 영위하게 되는데, 우리는 적혈구 내에서 변화 성숙되는 영양형(trophozoite form, ring form), 아메바형(ameboid form), 분열체(schizont form), 분자체(merozoite form), 생식모체(gametocyte form)들을 현미경적으로 볼 수 있다.

인체 적혈구 내 생활사에서 각 말라리아의 성숙과정과 시간별로 형태의 성숙변화과정을 설명하면 표 3-1에서와 같다.

표 3-1 말라리아의 인체 적혈구내 무성생식과정(시간에 따른 말라리아의 형태에 유의)

말라리의 형태	삼일열 말라리아	사일열 말라리아	열대열 말라리아
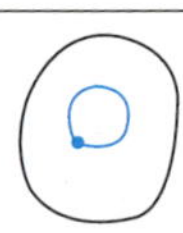 1. ring form	7, 6시간	6시간	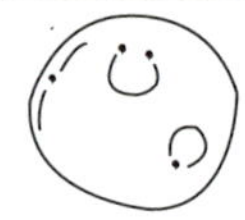 5시간
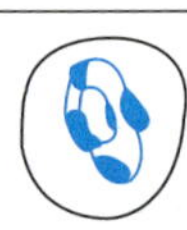 2. ameboid form	적혈구의 증대 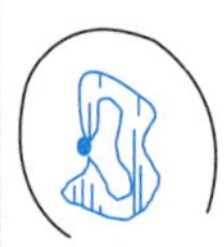 6-12	정상적 혈구 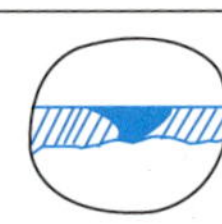 24	
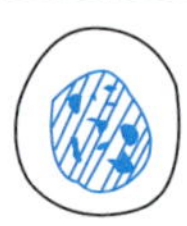 3. schizont	Schuffner's 반점 30	56	12
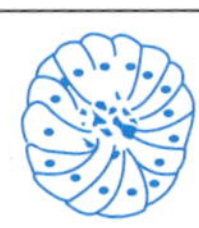 4. merozoite	48	72	36-48
5. merozoite 갯수	18	9	8-32
6. gametocyte	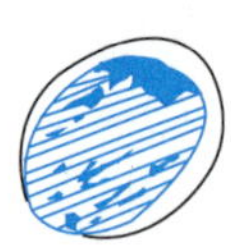	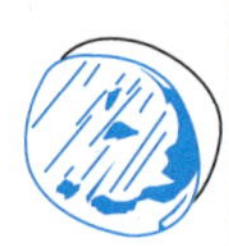	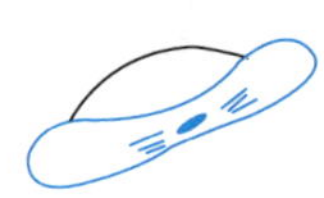 바나나모양

실험내용 2 :

말라리아 원충의 감별 :

(1) 후층도말표본

후층도말표본에서는 적혈구를 일단 파괴시켰으므로 적혈구는 볼 수 없는 것이 원칙이다. 그러나 현미경으로 잘 보면 백혈구는 짙은 자색 또는 청색으로 불규칙한 모양으로 염색되어 보이며, 적혈구는 파괴되었으나 잔존 물질로서 적혈구가 구별될 경우가 많다.

말라리아원충은 독립적으로 핵은 밝은 자색, 세포질은 짙은 자색으로 염색되는 것이 보통이다. 그리고 때로는 흑갈색의 메로조이트 과립들이 보이는 수가 있고, 윤상체(ring form)일 때는 핵만이 점상으로 염색되는 경우가 있다.

(2) 박층도말표본

① *plasmodium vivax* : 말초혈액에는 보통 윤상체, 아메바형, 분열체, 분자체, 생식모체 등이 출현한다.
보통 성숙기의 아메바형이 많이 나타나고, 피감염 적혈구는 정상 적혈구 보다 커지며, 밝은 자색을 띠는 Schuffner반점을 흔히 볼 수 있다. 그리고 분자체(merozoites)의 수는 12~24개이다.

② *Plasmodium malariae* : 말초 혈액에서 각 발육형을 모두 볼 수 있다.
삼일열말라리아에 비해 비교적 작은 편이고, 모양이 잘 가다듬어진 편이라고 할 수 있으며, 발육상의 분열체(schizont)는 대상체(band form)를 형성하는 것이 특징이다.

③ *Plasmodium falciparum* : 말초혈액에서는 대개 윤상체와 생식모체(gametocyte)만이 발견된다. 생식모체는 특이한 바나나형이나 반월형으로 나타나며, 윤상체는 현저하게 작고 1개의 적혈구내에 여러 개씩 존재하는 경우가 많다.

(3) Provocation method

인체에 감염된 말라리아 충체는 대개 특이한 열 발작시간과 그 직전에 말초혈액상에 많이 나타난다고 한다. 말라리아에 감염되었을지라도 증상이 없을 때에는 말초혈액도말표본에서 말라리아 충체를 찾아내기란 용이하지 않다. 말라리아 충체 발견이나 확실한 치료의 유무를 확인하기 위하여는 후층도말과 박층도말표본을 동시에 작성하여 여러번 반복 검사하여야 한다.

만일 말초혈액 내에서 말라리아 충체의 검출이 용이하지 못할 경우 내장의 여러 기관 내에 잔존하는 말라리아 충체를 말초혈액으로 내보내는 방법이 시도될 수 있으며,

그 방법은

① 이종단백의 주입
② Adrenalin 같은 순환기에 작용하는 물질의 주입
③ Quinine 및 용혈제의 주입
④ X선과 같은 이학적자극 등이다.

실험준비 :

1) 가검물(혈액) 또는 말라리아 슬라이드 표본.
2) 현미경(450 ×, 1,000 × 렌즈)
3) Immersion oil, lens clearning액, lens paper
4) Giemsa stock solution, buffer 용액, methanol.
5) Stain jar
6) Lancet
7) 연필과 색연필

참고 :

실험방법 :

1) 채혈(採血) : 환자로부터 보통 귓불(ear lobe), 손가락 끝(finger tip), 어린아이는 발가락(toe) 등을 란셋(lancet)으로 천자하여 채취하며, 좀 다량으로 채혈이 필요할 때에는 주사기로 정맥에서 채혈하되 항응고제가 처리된 용기(oxalate bottle)에 보관 처리한다.

2) 도말표본 제작 : 채혈된 혈액은 받침유리상에서 도말(smear)제작을 하여야 되는데, 말라리아의 경우 후층도말(thick smear)과 박층도말(thin smear)을 동시에 하여야 검사진단에 편리하다. 이는 사상검사 때에도 같으며, 그 목적은 :

후층도말 표본제작 …… 말라리아나 사상유충을 빠른 시간 내에 찾아내기 위함이다.
박층도말 표본제작 …… 말라리아나 사상유충의 정확한 형태와 특징을 구별함으로써

확실한 종의 감별에 목적이 있다.

숙련된 기사 또는 검경자가 현미경으로 한 개의 후층도말표본을 관찰하는 데에는 5분 정도의 시간을 요하며 박층도말표본의 경우는 15부 정도의 시간이 소요된다.

(1) 후층도말 표본제작

받침유리는 중크롬산 세척용액에서 충분히 세척한 후 에틸알코올 용액에 담갔다가 꺼내어 수분을 없앤 다음(받침유리에 지방이 있으면 혈액도말면에 틈이 생겨서 도말과 검경에 장애를 준다) 그림 3-1에서와 같이 받침유리 위에 혈액을 3~4방울 떨어뜨리고 유리막대 같은 것을 직경 2 cm 정도의 크기로 둥글게 돌려서 도말을 한다. 이 경우 혈액도말면의 두께가 너무 두꺼운 관계로 실온의 경우 4~5시간 이상 경과되어야 완전히 건조되며 용혈시에도 받침유리면으로부터 이탈되지 않는다고 하는데, 37~40℃의 dry oven에서 건조시키면 빨리 건조되고, 건조시간 동안에 먼지의 오염이나 파리 같은 곤충의 침입도 막을 수 있어서 좋다.

(2) 박층도말표본제작

깨끗이 처리된 받침유리 위의 한쪽 끝에 혈액 1방울을 놓고 받침유리의 양쪽 끝을 외손으로 수평되게 잡은 다음 그림 3-1에서와 같이 또 다른 한 손으로 받침유리를 적당한 각도로 잡은 다음 혈액을 균등하게 밀어내어 편다.

먼지의 오염이나 곤충의 침입을 받지 않을 깨끗한 장소에서 건조시킨다. 그리고 직사광선이나 고열 또는 화염에서 건조시키지 않도록 한다.

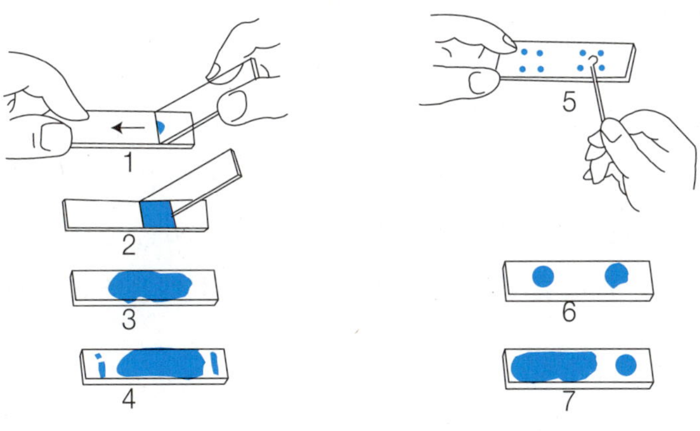

그림 3-1 혈액표본도말법
1~4. 받침유리에 의한 박층도말표본
5~7. 후층도말표본

3) 용혈과 고정(hemolysis and fixation) : 후층도말표본은 용혈을 시켜야만 검경이 가능하다. 용혈은 Giemsa stain의 경우 Giemsa working 용액에서 후층도말표본을 그대로 45분 이상 염색하면 용혈과 염색이 동시에 이루어지기도 한다. 그러나 후층도말 표본은 일단 증류수나 깨끗한 수돗물에서 서서히 완전 용혈(후층도말표본이 이탈하지 않도록 조심하여야 한다)시킨 다음(5분 정도) 건조시키고, 고정·염색하는 방법이 안전하다. 고정(fixation)은 용혈시키고 건조된 후층도말표본과 박층도말표본(박층도말표본은 용혈시키지 않음)을 95% 이상의 methyl alcohol에서 2~3분간 고정시킨다.

4) 염색(stain) : 염색은 Giemsa 염색이나 Wright's 염색을 할 수 있는데, 대개 Giemsa 염색을 많이 이용하며, 염색도 더욱 잘 된다. 그리고 Bohmer씨 hematoxylin 염색과 methyl green pyronin 염색 방법도 있다.

Giemsa 염색방법

(1) 검사재료(materials) :

약절구

Water bath(55~60℃)

Stain jar

Cylinder

Pipette

(2) Stock solution(Giemsa 원액) :

Giemsa stain powder ······ 0.5 g

Glycerin ······ 33 ml

Methanol(pure) ······ 33 ml

먼저 Giemsa stain powder를 약절구에 넣고 glycerin을 약간 넣고 완전히 갈아서 녹인 다음 나머지 glycerin을 넣어서 잘 혼합한다. 그리고 55~60℃ water bath에 넣어서 2시간 둔 후 꺼내어 methanol 33 ml를 첨가하여 완전히 혼합한 다음 filter paper에 여과시켜 갈색병에 넣어 보관한다.

(3) Giemsa working solution :

Giemsa 원액과 pH 6.8~7.0 증류수의 비를 1 : 50으로 희석한 용액이며, 사용시에 즉시 만들어서 쓰도록 한다.

(4) Buffer용액 제조 방법 :

pH	M/15 $Na_2H_2PO_4$	M/15 $Na_2H_2PO_4$	D. W.
6.8	49.6(ml)	50.4(ml)	900(ml)
7.0	61.1(ml)	38.9(ml)	900(ml)
7.2	72.0(ml)	28.0(ml)	900(ml)
7.4	80.3(ml)	19.7(ml)	900(ml)

※위 용액은 Giemasa working solution의 희석 용액이나, 염색 후의 수세용액으로 사용한다.

(5) 염색방법 :

Stain jar에 Giemsa working solution을 적당량 넣고 고정된 말라리아 표본 받침유리를 넣어 30~60분 가량 염색해야 하며, 염색상태를 그때 그때 확인하여 정도에 따라서 염색시간을 주어야 한다. 염색 후에는 받침유리를 조심스럽게 꺼내어 증류수나 수돗물 또는 buffer 용액에서 수세한다.

(6) 염색상의 주의사항 :

① Giemsa 염색용액은 이화학적 인자에 대하여 대단히 민감하므로 원액의 용기에 pipette 등을 주입하지 않도록 한다.

② 말라리아 표본을 염색하기 위하여 일단 만들어 놓은 희석액은 1일 이상 사용하지 않도록 한다.

③ 희석용 용액이나 수세 용액으로 증류수를 사용해도 되지만 되도록 buffer 용액을 사용하도록 한다.

④ 후층도말면이 염색 중이나 수세 중에 떨어지지 않도록 항상 주의하여야 한다.

(7) 검경 :

검경은 oil lens(immersion oil)를 사용하여 검경한다.

참고 :

실험결과 :

성 명		평점	
실 습 조			
실습일자			

Sketch	설 명

성 명		평점	
실 습 조			
실습일자			

Sketch	설 명

실험 1-2. 휘라리아 검사

학 습 목 적

1. Filaria의 생활사를 알고 있어야 한다.
2. Microfilaria의 정기출현성(periodicity)을 알고 있어야 한다.
3. Microfilaria 검사를 위한 혈액검사를 할 수 있어야 한다.
4. 염색표본을 검경하여 microfilaria를 동정할 수 있어야 한다.
5. microfilaria의 정량적 검사방법에 대해서 알고 있어야 한다.

실험내용 :

사상충과(filaroidae)에 속하는 기생충으로서 사람을 숙주로 하는 것이 많은데, 이 장에서는 반크롭트사상충(*Wuchereria bancrofti*)과 말레이사상충(*Brugia malayi*)에 대해서만 기술한다.

우리나라에서는 현재 마레이사상충이 많이 유행되고 있으며, 성충의 기생부위가 림프계통인 관계로 직접 성충을 발견한다는 것은 어려운 일이며, microfilaria 검사와 면역학적 방법 등이 시행되고 있다. 그래서 사상충 검사는 말초혈액에서 자충(microfilaria)을 검사하는 것이 가장 확실한 방법이 된다.

1) 채혈시간 : 반크롭트사상충이나 마레이사상충의 자충(microfilaria)은 말초혈액에 출현

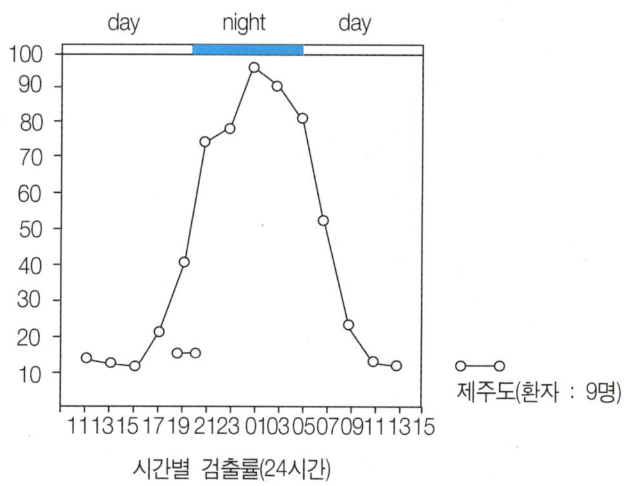

그림 3-2 한국(제주도) *Brugia malayi*의 periodicity(자료 : 서병설, 1974)

하는 시간이 야간출현성(nocturnal periodicity)이기 때문에 채혈시간에 유의하여야 한다.

서(1974)에 의하면 그림 3-2에서와 같이 우리나라에서 유행되고 있는 마레이사상충의 자충(microfilaria)이 가장 많이 출현한 시각은 새벽 1시 30분이었다고 한다. 대개 채혈 시간은 야간 10시 지나서부터 실시하면 된다.

실습준비 :

1. 가검물(혈액) 또는 microfilaria 슬라이드 표본.
2. Lancet과 alcohol sponge, hemoglobin pipette.
3. Slide glass
4. Giemsa stain stock solution과 methanol.
5. Stain jar
6. 현미경(30 ×, 100 ×, 450 × 렌즈)
7. 연필과 색연필.

실험방법 :

1) 후층도말 표본제작 : 사상충검사에서 제작하는 후층도말의 경우에는 헤모글로빈 검사용 pipette을 사용하면 편리하다. 즉, 귓불이나 손끝을 란셋(lancet)으로 천자하여 처음나오는 혈액은 마른솜이나 거즈로 잘 닦아내고, 그 다음 나오는 혈액을 헤모글로빈 피펫으로 눈금 30 mm^3까지 그림 3-3에서와 같이 직경 2 cm 정도의 원형이나 직경 3 mm 길이 50 mm의 크기로 신속하게 줄을 그어서 二자 또는 三자 모양으로 후층도말을 한다.

근래에는 검경의 편리와 정량검사의 목적으로 원형보다는 三자형을 많이 애용한다.

2) 박층도말 표본제작 : 받침유리 주변의 면이 고르고 깨끗하게 중크롬산으로 세척된 것을 2매 준비한다. 받침유리 가장자리의 한 면에 혈액 1방울을 놓고 다른 받침유리로 그림 3-3과 같이 45° 각도로 비스듬히 잡은 다음 신속히 도말한다. 이때에 사상충의 자충은 적혈구보다 상당히 큰 관계로 도말이 잘 안되고 한쪽으로 밀려나갈 염려가 많으므로 상당한 기술의 습득과 주의가 필요하다.

3) 건조와 용혈, 고정 : 말라리아 검사에서와 같다. 신속히 건조시키고 일정한 용기 내의 증류수나 수돗물에 약 5분 동안 용혈시킨 다음(후층도말표본), 순수 methanol에 2~3분 고정한다.

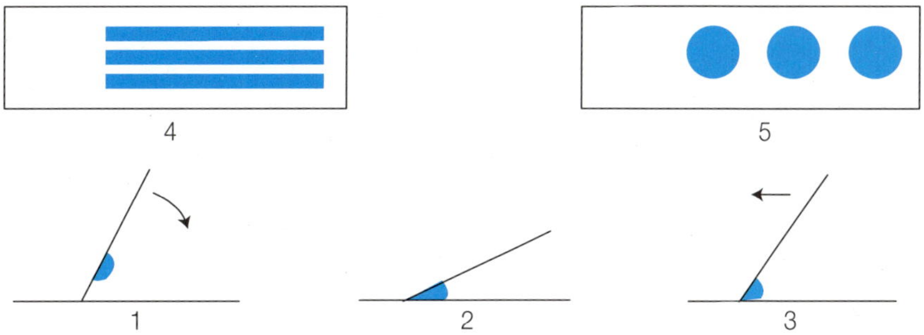

그림 3-3 후층 및 박층도말법(사상충)
1~3. 박층도말요령
4. 三자형후층도말
5. 원형후층도말

4) 염색과 검경 : 염색방법은 말라리아 검사에서와 같은 Giemsa 염색방법과, 연구목적 및 편의에 따라 azur-eosin 여색법, hematoxylin-eosin 염색법, methyl-pyronin 염색법 등이 있다. 보통 검사실에서의 염색방법은 Giemsa 염색법이면 된다. 검경은 100배(low power) 렌즈로 충분히 자충(microfilaria)을 찾아 낼 수 있고, 일단 찾은 다음 고배율의 렌즈로 확인한다. 그리고 자충(microfilaria)이 몇 나왔는지 정확히 세어서 정량적인 검경을 하는 것도 필요하다.

예 : 혈액 30 mm^3에서(슬라이드 전체) 자충, 25마리를 발견하였다면 ;

mf. 25/blood 30 mm^3

참고 :

실험결과 :

성 명		평 점	
실 습 조			
실습일자			

Sketch	설 명

연 습 문 제

문제 1 Malaria의 schizogony life cycle을 쓰시오.

문제 2 Malaria의 sporogony life cycle을 쓰시오.

문제 3 Malaria의 erythrocytic life cycle을 쓰시오.

문제 4 다음 malaria의 무성분열 소요시간을 쓰시오.

① *Plasmodium vivax* ( )

② *Plasmodium malariae* ( )

③ *Plasmodium falciparium* ( )

④ *plasmodium ovale* ( )

문제 5 말라리아의 혈액도말표본에서 후층도말과 박층도말의 목적을 쓰시오.

문제 6 우리나라에서 유행되고 있는 malaria와 filaria의 종류는?

문제 7 *Brugia malayi*의 생활사를 쓰시오.

문제 8 Nocturnal periodicity를 설명하시오.

문제 9 연결형

(1) ① *Plasmodium vivax* — ㉠ Ciliata

② *Brugia malayi* — ㉡ Mastigophora

③ *Leishmania tropica* — ㉢ Sporozoa

④ *Balantidium coli* — ㉣ Nematoda

(2) ① *Plasmodium vivax* — ㉠ 정상적혈구보다 커진 피감염적혈구와 Schuffner's dot

② *Plasmodium malariae* — ㉡ 바나나형의 gametocyte form

③ *Plasmodium falciparum* — ㉢ Band form의 출현

④ *Wuchereria bancrofti* — ㉣ Microfilaria

(3) ① *Brugia malayi* — ㉠ 12~24개의 merozoite

② *Plasmodium vivax* — ㉡ 6~12개의 merozoite

③ *Plasmodium malariae* — ㉢ Ring form과 gametocyte form만 말초혈액에 출현

④ *Plasmodium falciparum* — ㉣ Nocturnal peroficity

문제 10 선다형

(1) 말라리아의 인체 감염형은?

① Trophozoite form ② Sporozoite ③ Gametocyte form

④ Oocyst form ⑤ Merozoite form

(2) Malayan filariasis(말레이 사상충증)의 말초혈액 검사 시간은?

① 저녁 6시~8시에 채혈 ② 저녁 8시~10시에 채혈

③ 저녁 10시~새벽 2시 사이에 채혈 ④ 새벽 3시~6시 사이에 채혈

(3) 말초혈액내에서 말라리아 원충을 검출하기에 가장 적당한 시간은?

① 야간 ② 주간

③ 열나기 수시간 전 ④ 열발작 중

(4) Anopheles 모기는 malaria의?

① Definitive host ② Intermediate host

③ Reservoir host ④ Zoonoses host

(5) 말라리아의 자성생식모세포는?

① Trophozoite ② Microgametocyte

③ Band form ④ Macrofametocyte

(6) 적혈구에 감염된 말라리아의 감염초기의 형태를 무엇이라 부르는가?

① Sporozoite form ② Schizont form ③ Ring form

④ Merozoite form ⑤ Ameboid form

(7) 모기에 물렸을 때 인체에 감염된 sporozoite는?

① 적혈구에 즉시 감염된다. ② 백혈구에 의하여 탐식된다.

③ 상당시간 동안 혈장내에 머문다. ④ 간(肝)세포에 들어간다.

(8) 감염된 적혈구가 난형(oval form)으로 커지고 schüffner dot가 발견된다면?

① *P. vivax* ② *P. malariae*

③ *P. falciparum* ④ *P. ovale*

(9) 감염 적혈구내에 6~12개의 merozoites가 있고 모양이 장미꽃(rosette)형이라면?

① *P. vivax* ② *P. malariae*

③ *P. falciparum* ④ *P. ovale*

(10) 감염적혈구가 정상적혈구 보다 커지는 것은?

① *P. vivax* ② *P. malariae* ③ *P. falciparum* ④ *P. ovale*

(11) 말초혈액검사에서 말라리아의 성숙과정에 있는 모든 형태가 발견되지 않는 종류는?

① *P. vivax* ② *P. malariae* ③ *P. falciparum* ④ *P. ovale*

(12) 1개의 적혈구에 2개 이상의 ring form(multiple infection)이 감염되는 말라리아는?

① *P. vivax* ② *P. malariae*

③ *P. falciparum* ④ *P. ovale*

(13) 후층도말과 박층도말 후 methanol 고정은?

① 후층도말과 박층도말 부위 전부를 곧 methanol로 고정한다.

② 박층도말 부위만 곧 methanol로 고정한다.

③ 후층도말 부위는 용혈시킨 다음에 박층도말 부위와 함께 methanol로 고정한다.

④ 박층도말과 후층도말 부위를 전부 용혈한 후에 전부 methanol로 고정한다.

문제 11 야간출현성인 사상충 종류를 아는 데로 쓰시오.

문제 12 주간출현성인 사상충 종류를 아는 데로 쓰시오.

장내원충(들)

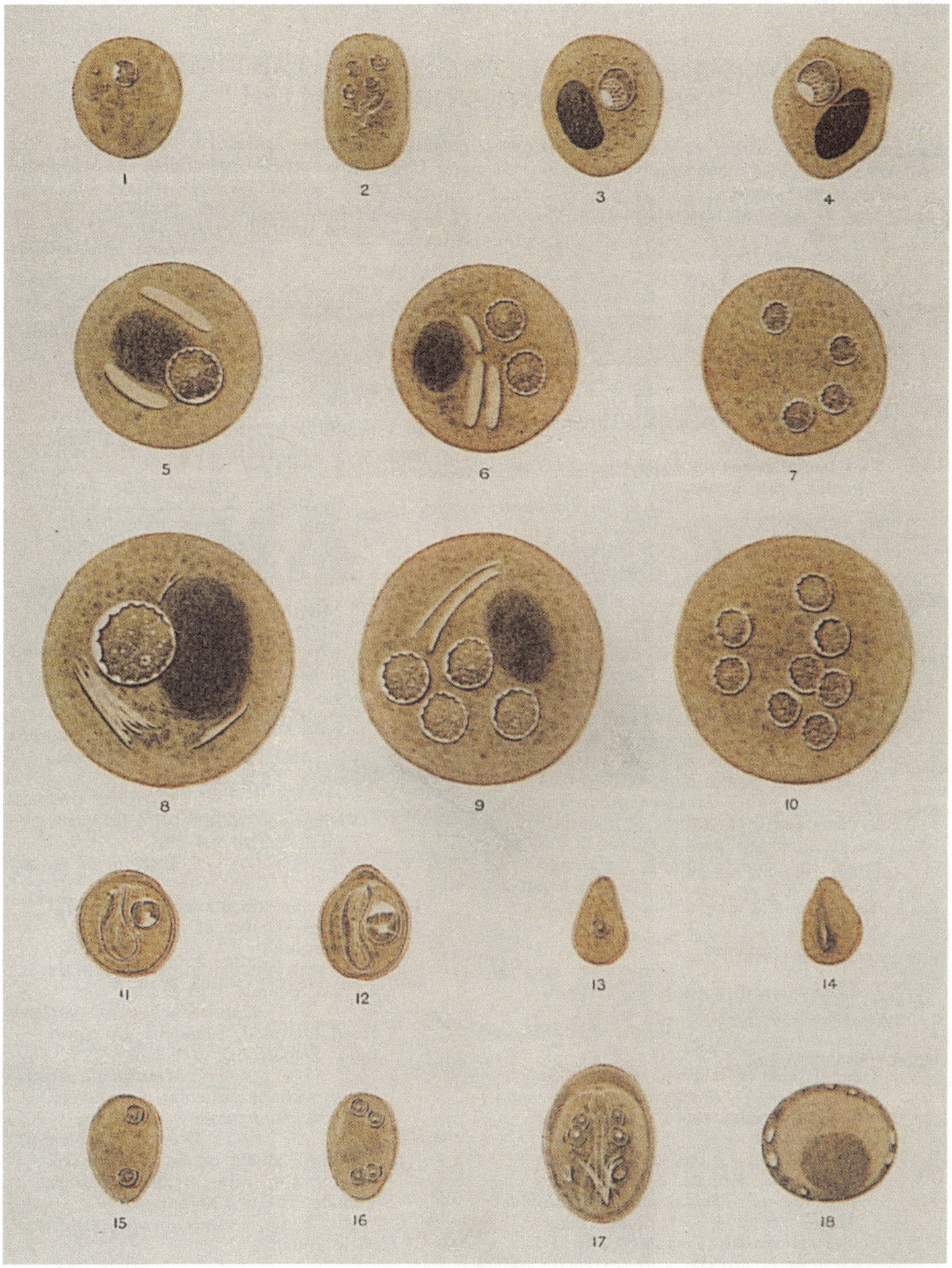

1.2. 왜소아메바　3.4. 옥도아메바　5.6.7. 이질아메바　8.9.10. 대장아메바
11.12. 메닐편모충　13.14. 장후진편모충　15.16. 맹장편모충　17. 림불편모충　18. yeast

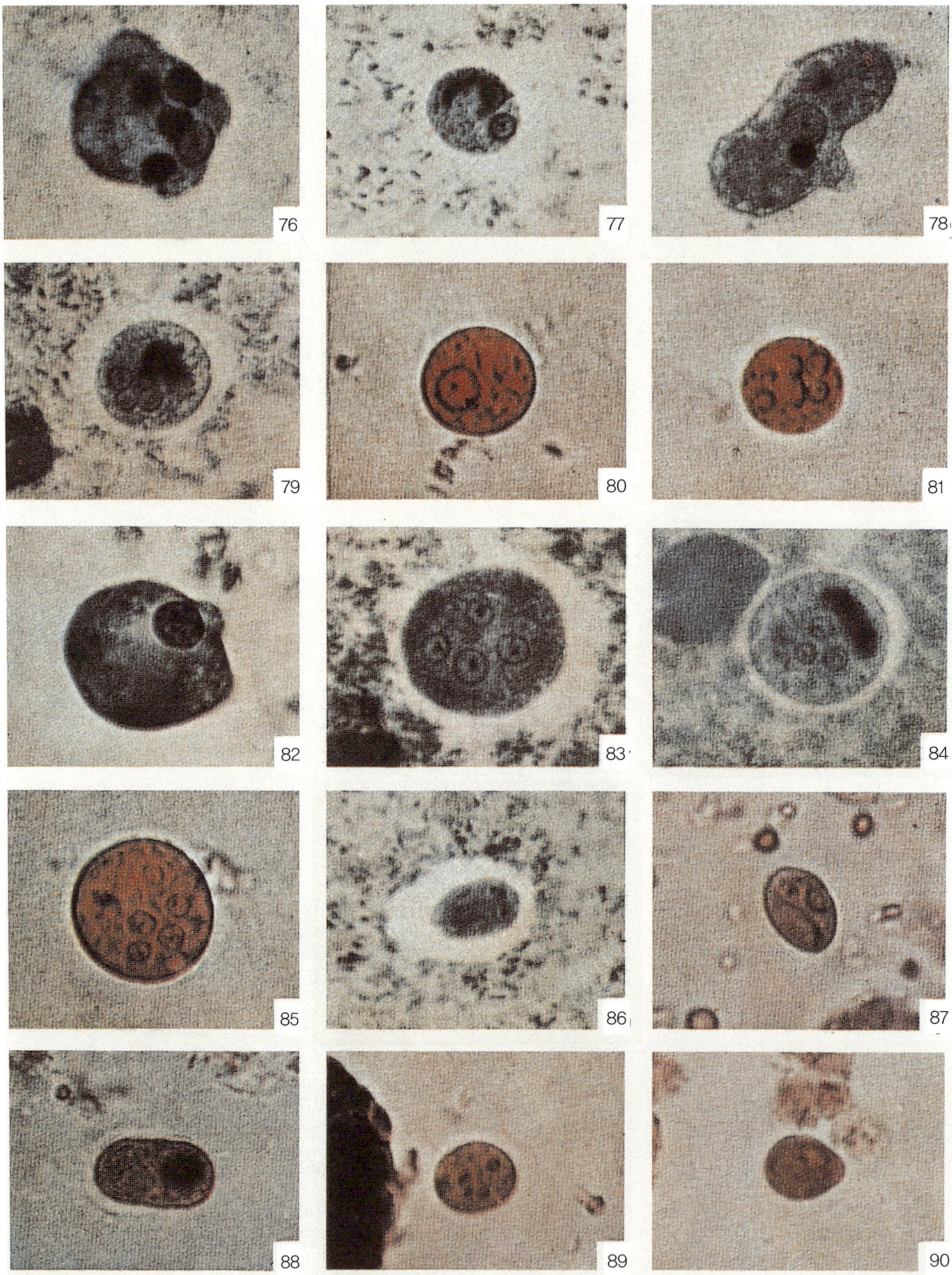
76
77
78
79
80
81
82
83
84
85
86
87
88
89
90

각종 장내 기생 원충류

76. 이질아메바 영양형 Iron-Hematoxylin 염색 중심성 핵소체인 핵과 4개의 RBC, 그리고 위족이 보인다.	77. 이질아메바 영양형 Iron-Hematoxylin 염색 중심성 핵소체인 2개의 핵과 불규칙한 크로마틴 양체가 보인다.	78. 이질아메바 영양형 Trichrome 염색 중심성 핵소체인 1개의 핵과 연한 자색의 RBC와 위족이 보인다.
79. 이질아메바 포낭형 Trichrome 염색 중심성 핵소체인 3개의 핵과 연한 자색의 불규칙한 크로마틴 양체가 보인다.	80. 이질아메바 포낭형 Iodine 염색 1개의 핵과 크로마틴양체가 보인다.	81. 이질아메바 포낭형 Iodine 염색 4개의 핵과 크로마틴 양체가 보인다.
82. 대장아메바 영양형 Iron-Hematoxylin 염색 편재성 핵소체인 1개의 핵과 위족이 보인다.	83. 대장아메바 포낭형 Iron-Hematoxylin 염색 편재성 핵소체인 4개의 핵과 위족이 보인다.	84. 대장아메바 포낭형 Trichrome 염색 편재성 핵소체인 3개의 핵과 연한 자색인 크로마틴 양채가 보인다.
85. 대장아메바 포낭형 Iodine 염색 3개의 핵이 보인다.	86. 람불편모충 포낭형 Iron-Hematoxylin 염색 5개의 핵과 축색이 보인다.	87. 람불편모충 포낭형 Iodine 염색 축색이 보인다.
88. 옥도아메바 포낭형 Iodine 염색 마호가니색인 글리코겐괴가 보인다.	89. 왜소아메바 포낭형 Iodine 염색 3개의 핵이 보인다.	90. 메닐편모충 포낭형 Iodine 염색 서양배 모양의 포낭형 내에 1개의 핵이 보인다.

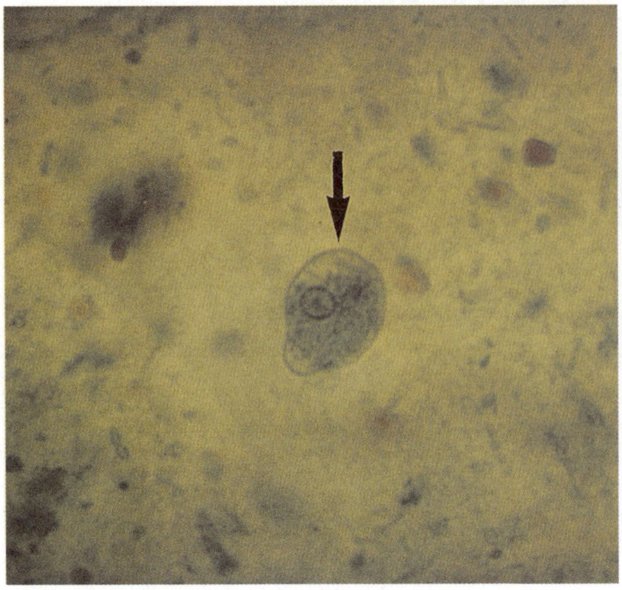

이질아메바 영양형(Trichrome 염색)

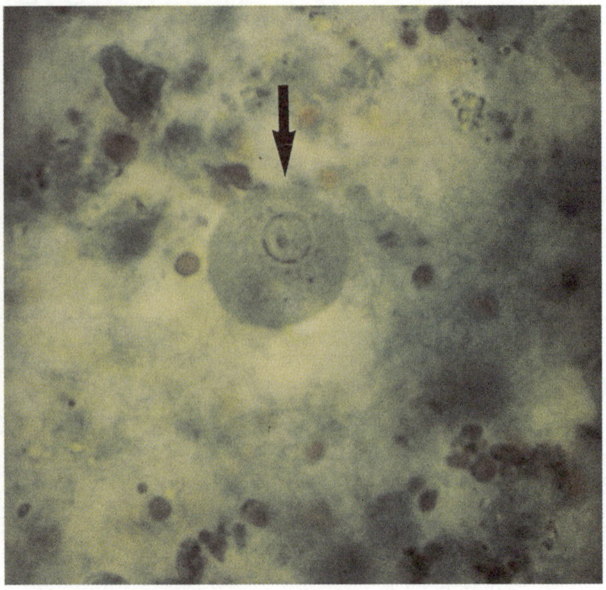

대장아메바 영양형(Trichrome 염색)

장섬모충

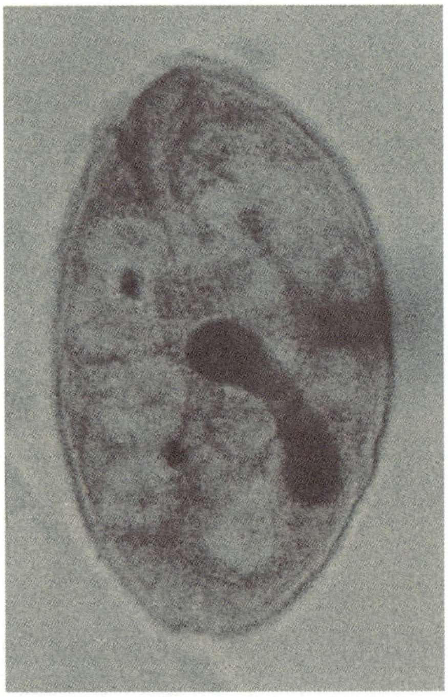

영양형(I-H 염색)

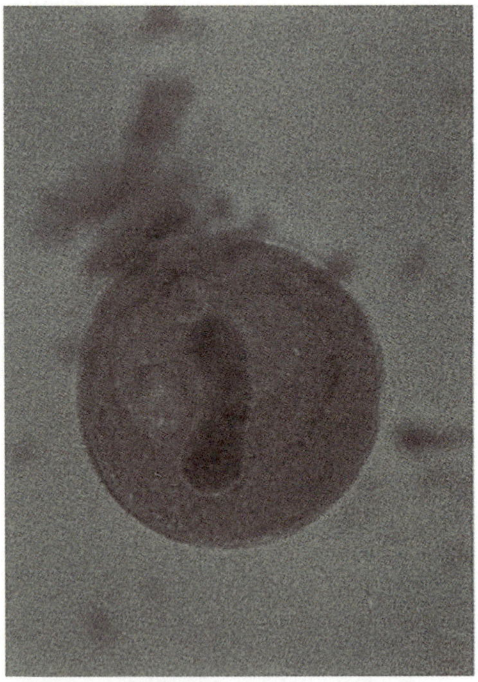

포낭형(I-H 염색)

말라리아원충(1)

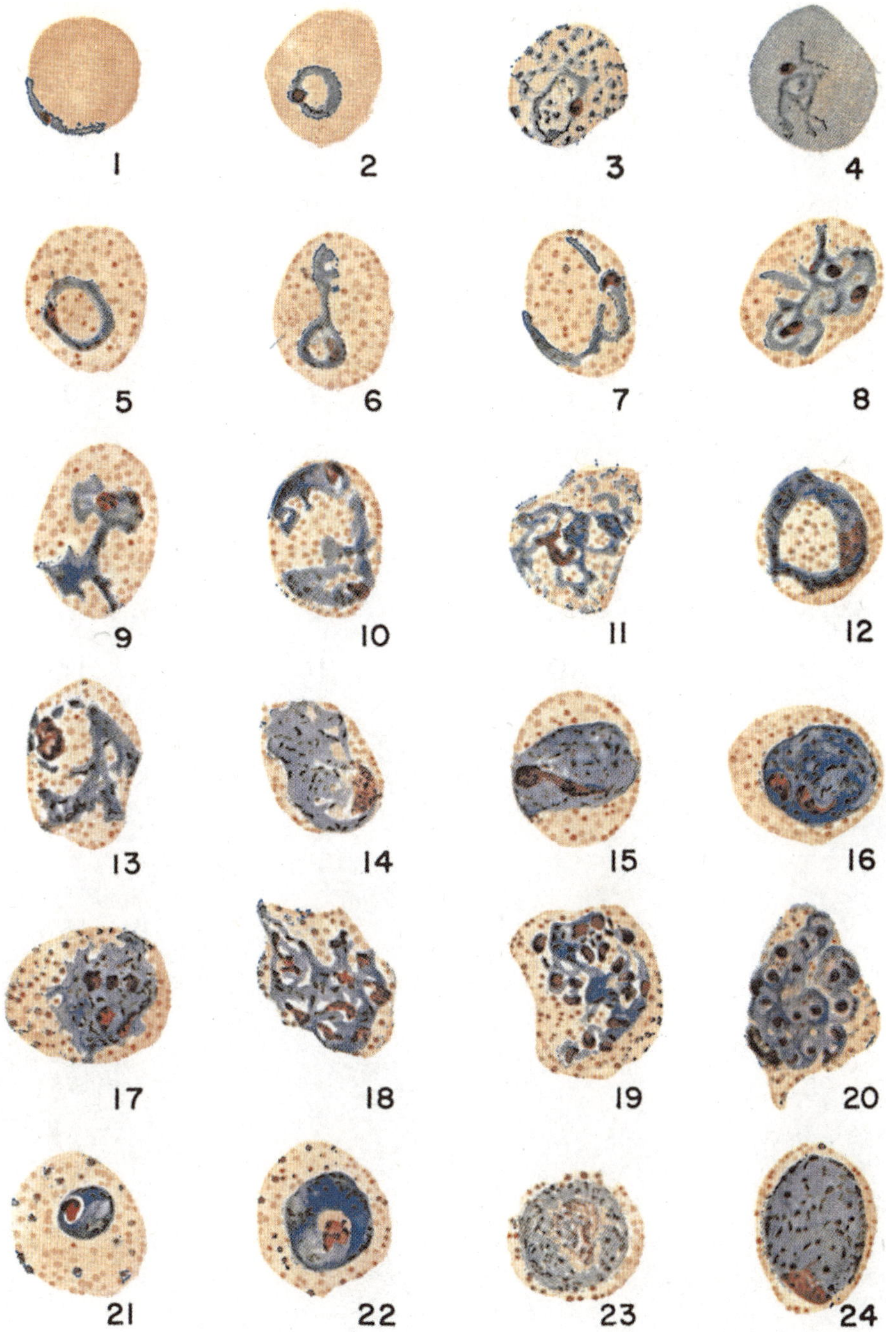

삼일열원충

형태설명: 1. 가장자리형 영양형("accole")이 감염된 정상 크기의 적혈구. 2. 반지모양의 어린 영영형에 감염되어 커진 적혈구.
3. 약간 성숙한 영양형이 감염되어 호염기 반점이 나타난 적혈구. 4. 위족을 가진 삼일열원충에 감염된 다염적혈구.
5. 세포질에 반점을 가진 윤상 영양형이 감염된 적혈구로 크기가 커져 있고, Schuffner's 반점이 관찰된다.(이 그림에서 볼수 있는 Schuffner's 반점이 삼일열원충에 감염된 모든 적혈구에 나타나는 것은 아니며, 아주 어린 열원충 단계로부터 모든 발육 단계에서 관찰될 수 있다). 6, 7. 가느다란 형태의 중간 성숙기 영양형. 8. 세포질이 서로 융합된 아메바형 영양형 3개체.
9~13. 발육중인 상당히 성숙한 아메바형 영양형. 16~19. 분열이 진행되고 있는 분열체("presegmenting schizonts").
20. 성숙한 분열체 21, 22 발육 중인 생식세포 23 성숙한 숫생식모세포 24. 성숙한 암생식모세포
(제공—National Institutes of Health, U.S.P.H.S)

말라리아원충(2)

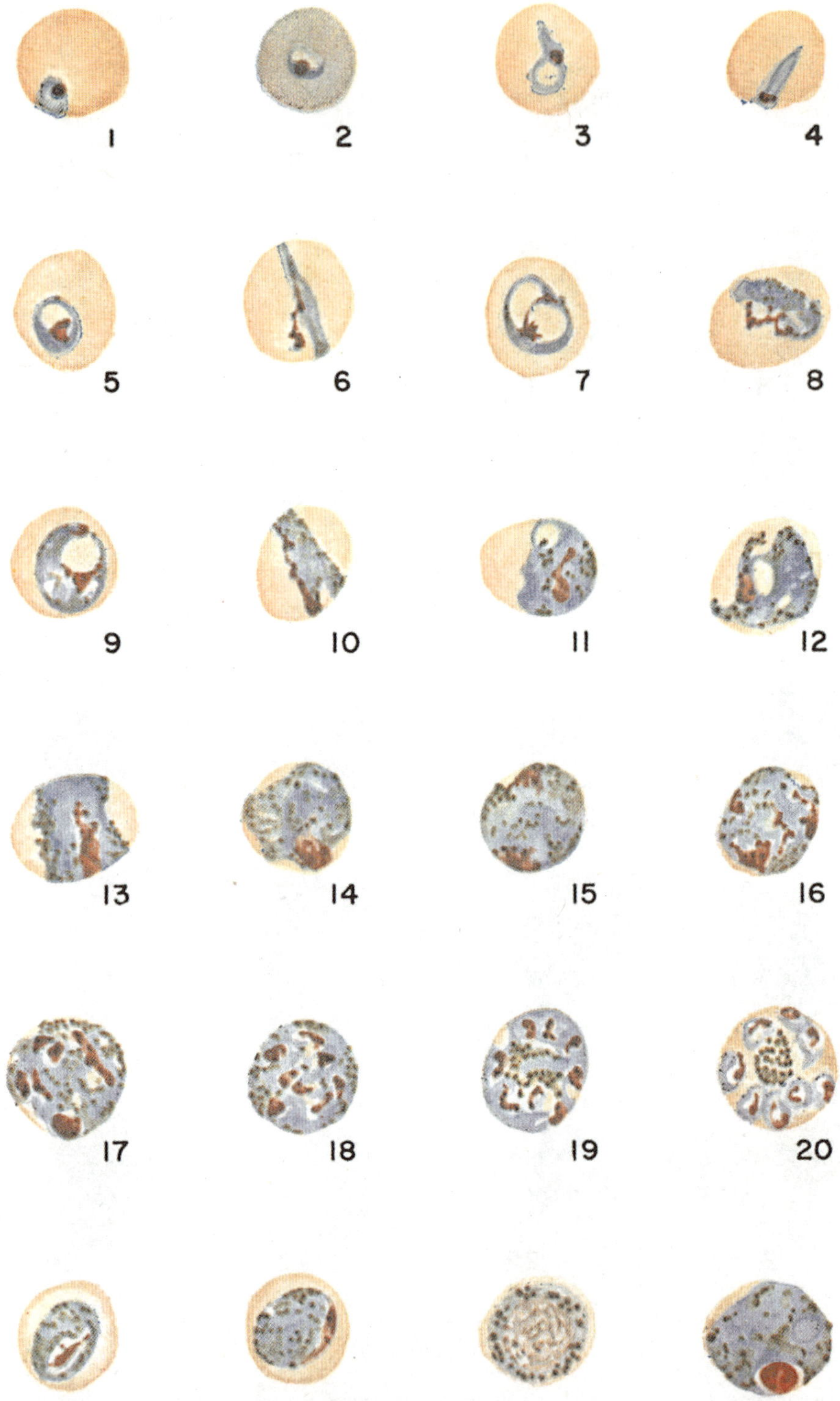

사일열원충

형태설명: 1. 사일열원충의 어린 반지 모양 영양형 2, 3, 4. 세포질과 염색질 양이 점차 증가하는 어린 영양형들.
5. 색소 과립이 관찰되는 발육 중인 반지 모양 영양형 6. 초기의 띠모양 영양형-길게 늘어진 염색질과 뚜렷한 색소
7~12. 사일열원충의 발육 중에 관찰되는 다양한 영양형들 13, 14. 성숙한 영양형들, 하나는 띠모양.
15~19. 분열체의 여러 단계("presegmenting schizonts"). 20. 성숙한 분열체 21. 미성숙 숫생식모세포
22. 미성숙 암생식모세포 23. 성숙 숫생식모세포 24. 성숙암생식모세포
(제공–National Institutes of Health, U.S.P.H.S)

말라리아원충(3)

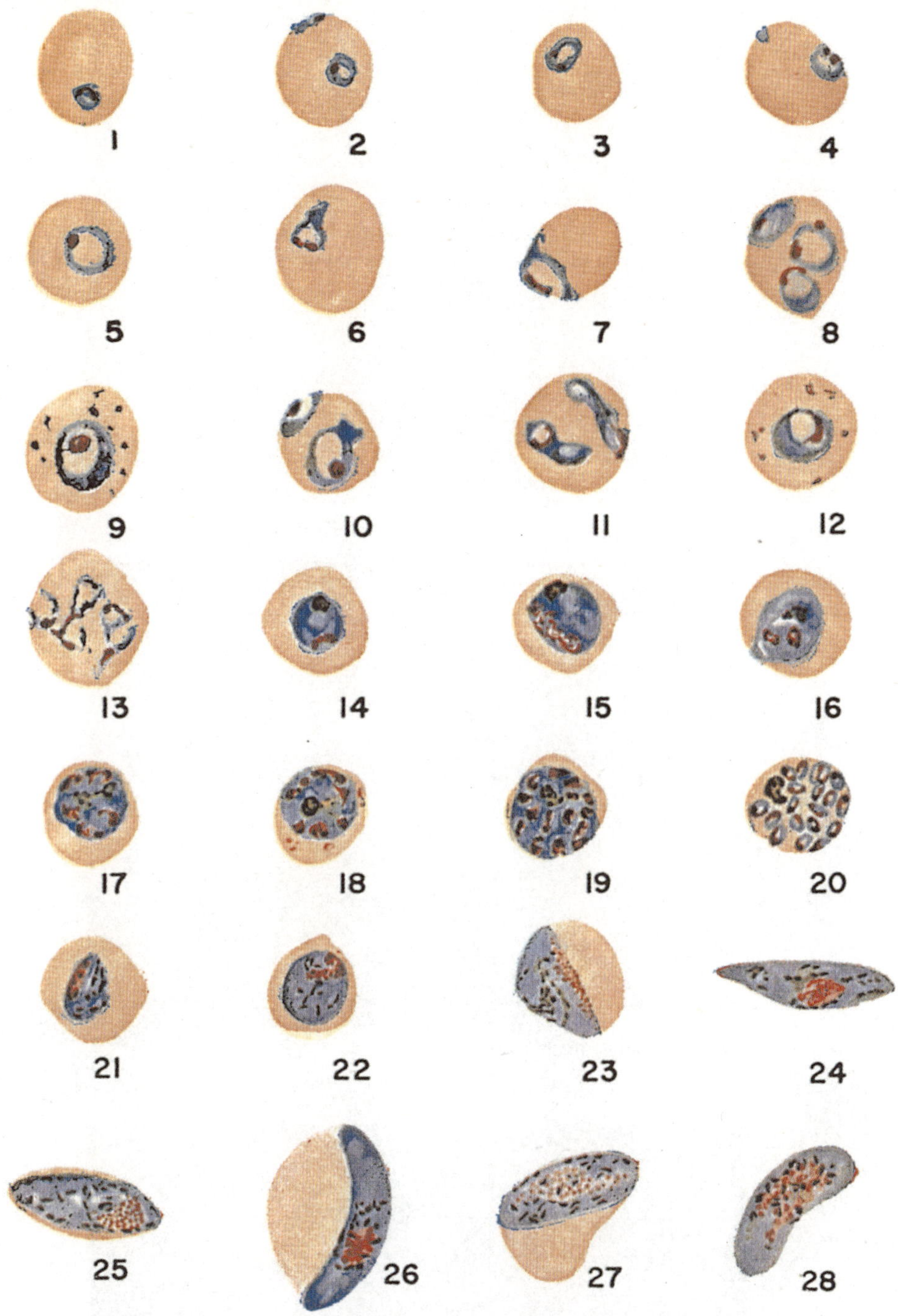

열대열원충

형태설명: 1. 아주 어린 반지모양 영영형 2. 하나의 적혈구에 감염된 어린 영양형 2개체로, 하나는 가장자리형이고 다른 하나는 반지형. 3, 4. 2개의 염색질 점을 가진 어린 영양형 5,6,7. 발육 단계의 영양형들 8. 하나의 적혈구에 감염된 영양형 3개체
9. Maurer's 반점이 있는 적혈구에 감염된 색소 반점을 가진 영양형 10,11. 각각 다양한 형태의 영양형 2개체씩을 가진 적혈구들.
12. Maurer's 반점이 관찰되는 적혈구에 감염된 성숙 직전의 영양형으로 세포질 전반에 반점들이 흐릿하게 보인다.
13. 가느다란 형태의 늦여름(estivo-autumnal) 열대열원충. 14. 덩어리진 반점을 가진 성숙한 영양형
15. 염색질 분열이 시작되는 단계의 원충 16~19. 분열체 성숙 과정의 여러 형태들("presegmenting schizonts").
20. 성숙한 분열체 21~24. 생식세포 발육과정-대개 말초혈액에서는 관찰할 수 없다. 25. 미성숙 암생식모세포
26. 성숙 암생식모세포 27. 미성숙 숫생식모세포 28. 성숙 숫생식모세포
(제공-National Institutes of Health, U.S.P.H.S)

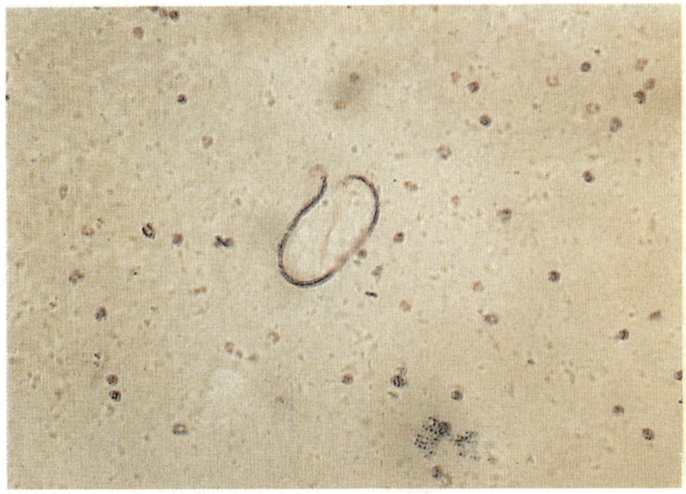

91. B. malayi. microfilaria(100×)

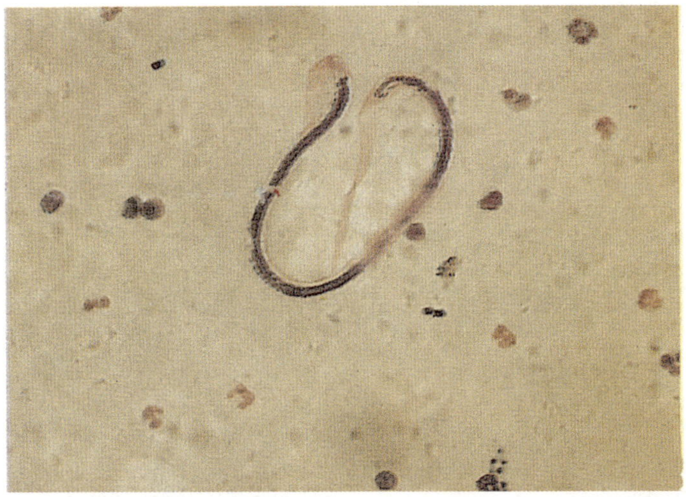

92. B. malayi. microfilaria(450×)

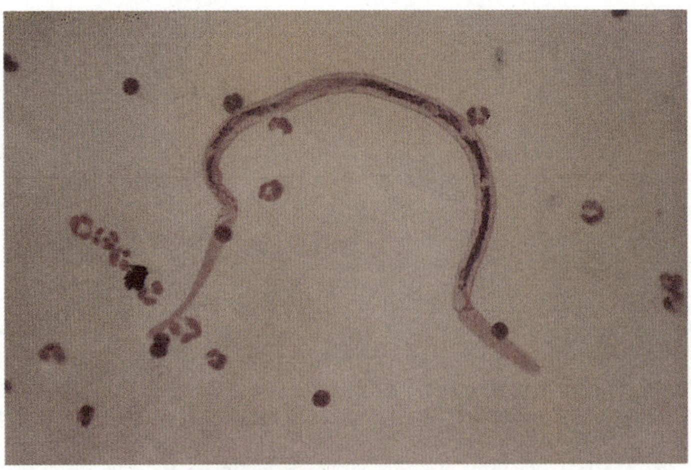

93. malayi microfilaria(1,000×)

Giemsa 염색한 기생충들

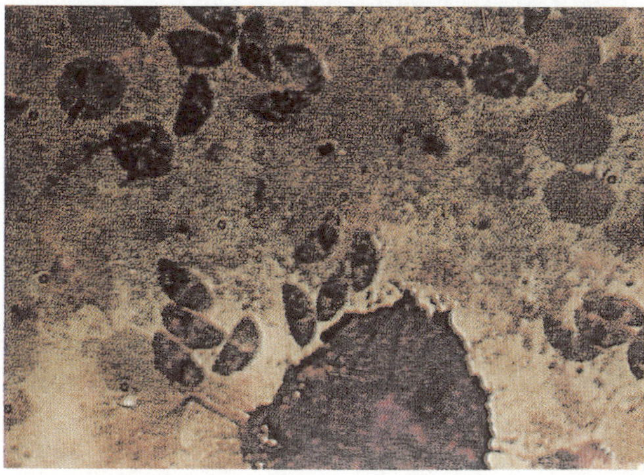

94. Toxoplama gondii

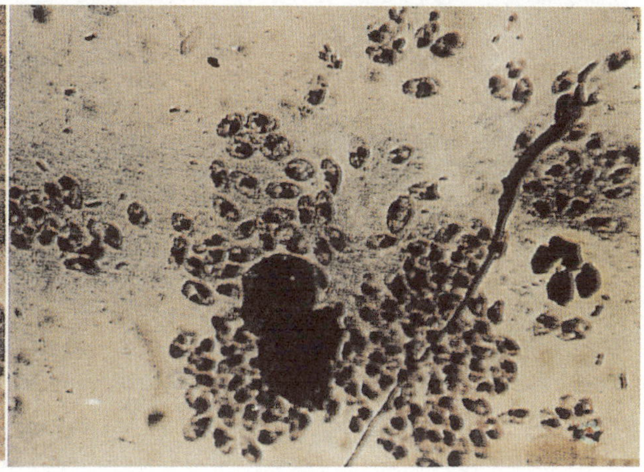

95. Leishmania

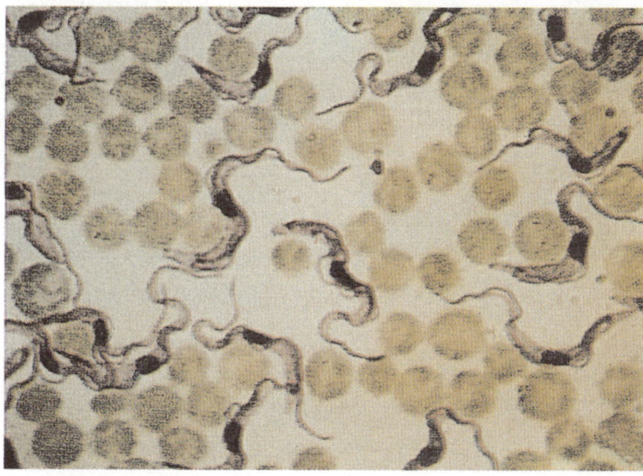

96. Trypanosoma

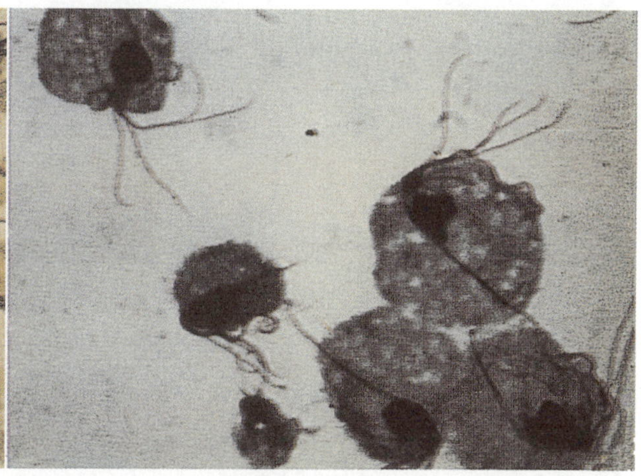

97. Trichomonas vaginalis(Giemsa 염색)

항문주위도말법

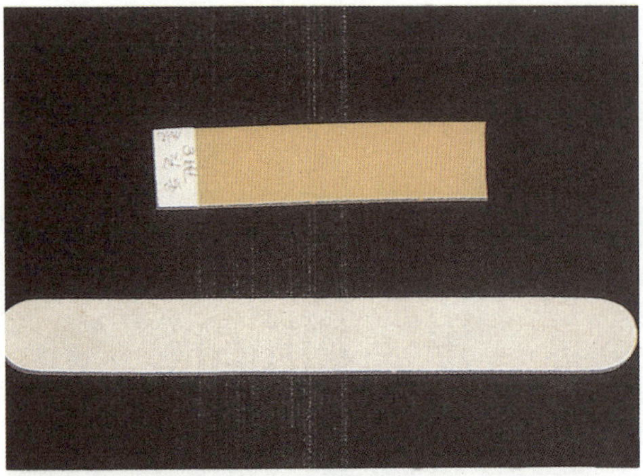

98. cellophane slid와 설압자

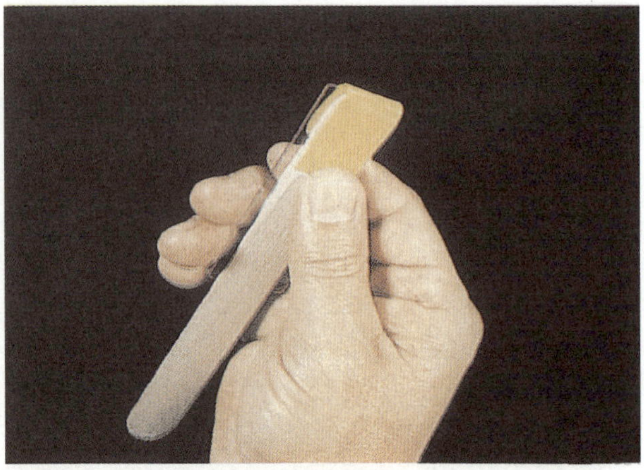

99. slide 및 설압자와 손 자세(1)

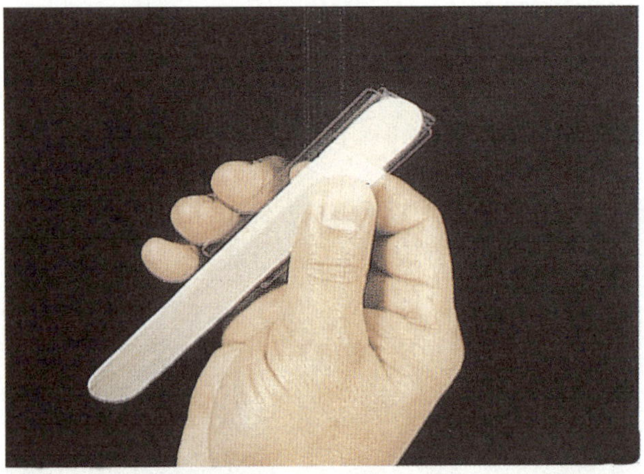

100. slide 및 설압자와 손 자세(2)

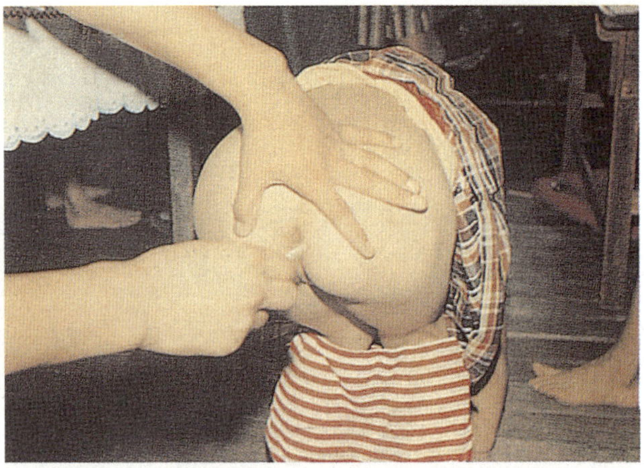

101. 항문주위 도말 자세

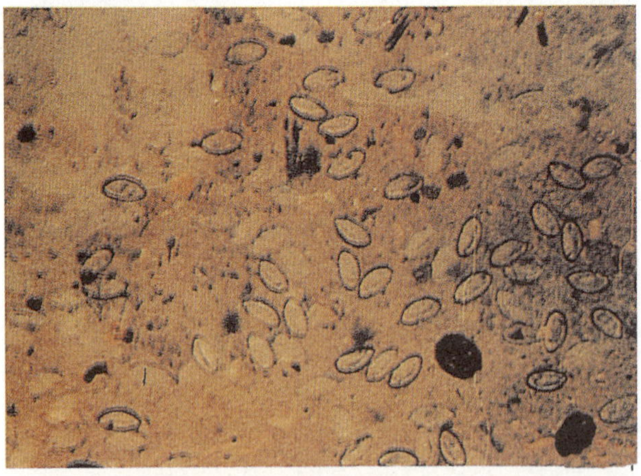

102. 요충란(들)

피내반응 검사법

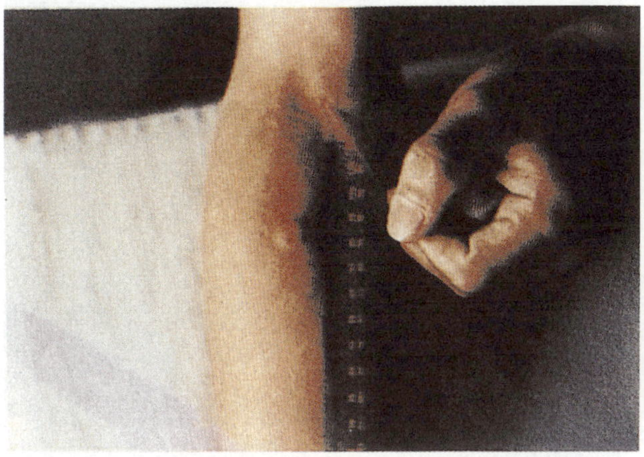

103. 피내반응 결과 양성(1)

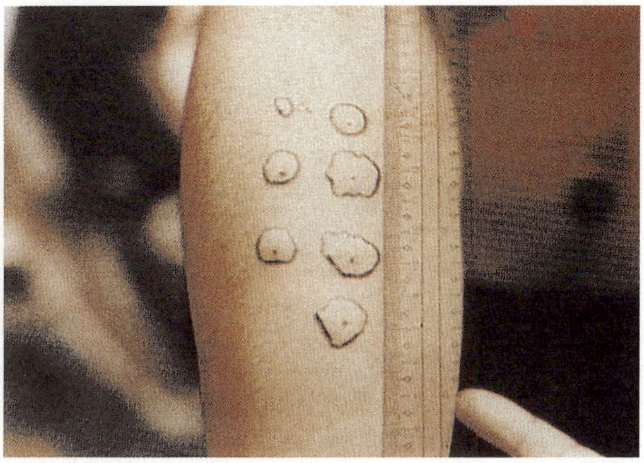

104. 피내반응 결과 양성(2)

톡소포자충 배양 및 염색, 장조직세포의 조직화학염색

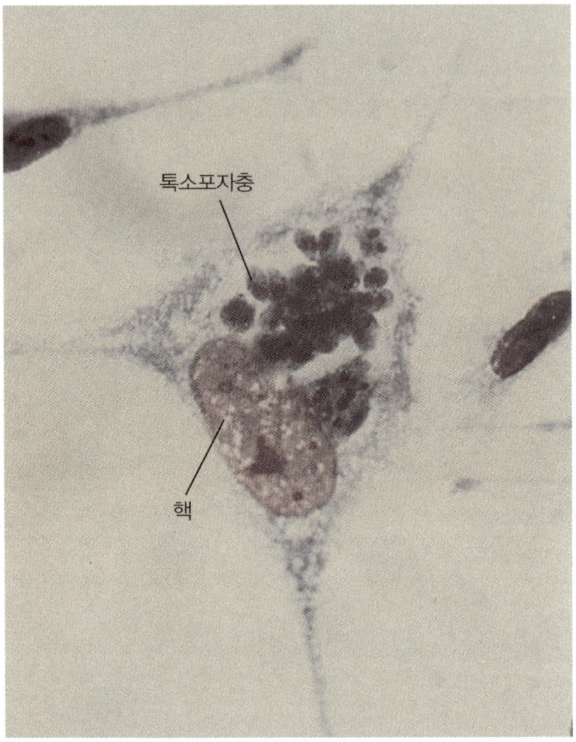

105. 마우스 복강내에서 배양한 대식세포와 톡소포자충 (Giemsa 염색)(양용석, 2007년)

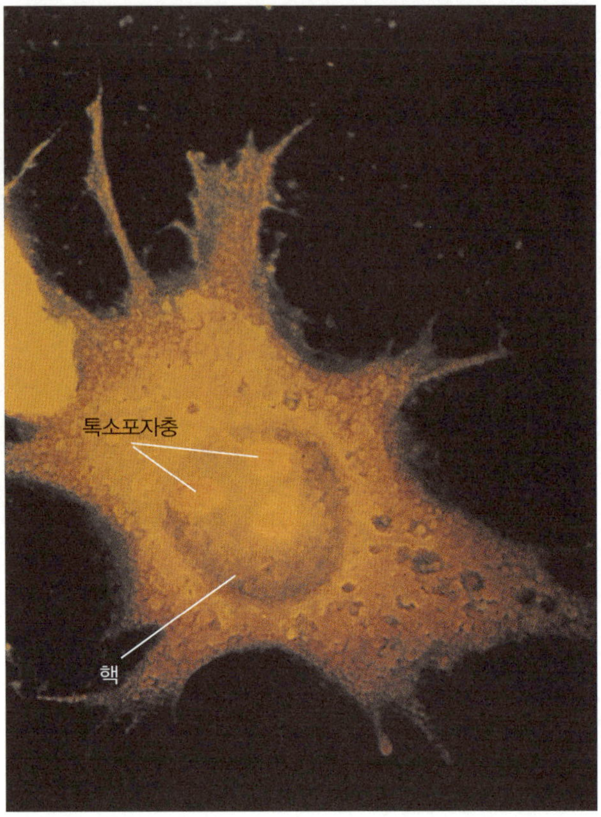

106. 마우스 복강내에서 배양한 대식세포와 톡소포자충 (Acridine orange 염색)(양용석, 2007년)

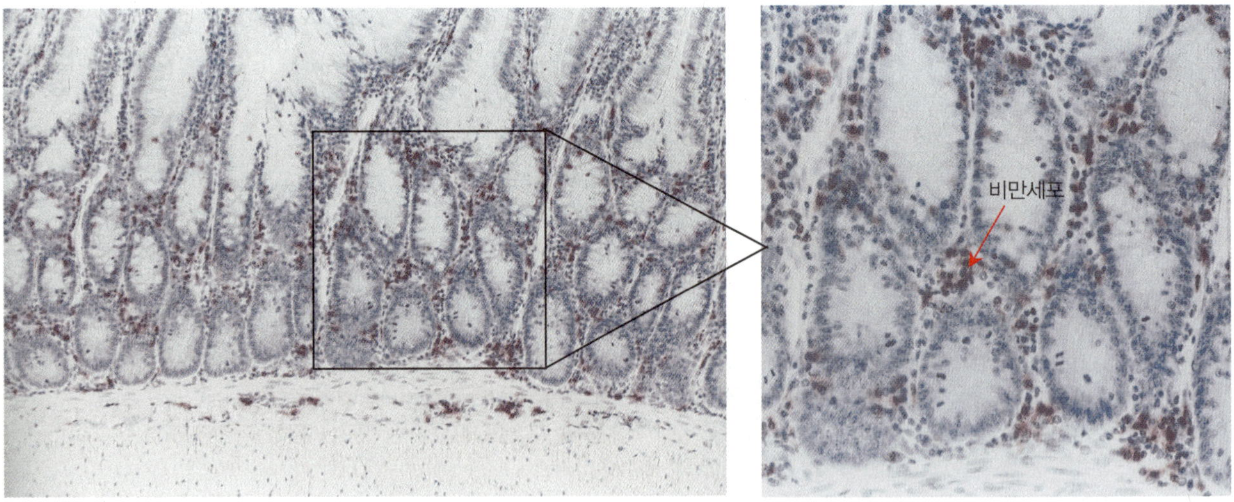

107. 마우스에서 호르텐스극구흡충을 감염시키고 파라핀절편한 후 methylene blue 염색을 하였다(양용석, 2009년). 많은 비만세포(mast cell)의 반응이 일어남

4 기타 특수한 검사법

단원 1 요충란 검사법

단원 2 요 검사

단원 3 조충류의 편절검사

단원 4 객담검사

단원 1

요충란 검사법

학습목적

1. 요충의 생활사를 알고 있어야 한다.
2. 요충란의 양성 결과는 과거에 기생하고 있었다는 사실임을 이해하고 있어야 한다.
3. Scotch tape 항문주위 도말법을 시행할 수 있어야 한다.
4. 검경하여 요충란을 동정할 수 있어야 한다.
5. 요충란의 검출률을 높이기 위한 조건들을 알고 있어야 한다.
6. 조충란(*Taenia* sp.)도 항문주위 도말검사로 잘 검출된다는 사실을 알고 있어야 한다.

학습내용 1

요충은 다른 장관 내의 기생충과는 생활사가 좀 특이하다. 요충은 그 기생 부위가 인체장관 하부인 맹장 부근에서 기생하고 있으며, 자충(female)은 충란을 산란할 시기가 되면 인체의 항문 주위로 기어 나와 항문 주위에서 충란을 산란한다. 그래서 대변검사 방법으로는 요충란을 검출하기가 곤란하며, 결국 항문 주위에 부착되어 있는 요충란을 채취 검사하는 방법을 응용하는 것이 가장 효과적이다.

학습내용 2

항문주위 도말법

항문 주위에 부착되어 있는 요충란을 검출하기 위하여 여러 가지 방법이 고안 응용되어 왔다. 즉, 항문 주위에 와셀린이나 글리세린 같은 점착력이 강한 것을 조심스럽게 바른 후, 면봉이나 탈지면을 물에 적신 다음 항문 주위를 닦아 내어 여기에 묻은 충란을 채취하는 방법, 셀로판(cellophane)을 이용한 N.I.H(National Institutes of Health) 도말법(Hall, 1937), scotch tape를 이용한 scotch tape 항문주위도말법(Graham, 1941) 등이 있는데,

요즘은 충란의 검출률이 높고 검사 조작이 간편한 scotch tape 항문주위 도말법(Graham, 1941)이 가장 널리 애용되고 있다.

항문주위 도말법에 의한 요충란의 발견율

요충의 자충(female)은 항문 주위로 나와서 자궁 내의 충란을 다 산란한 후에는 맹장 부위로 다시 들어가지 못하고 결국 죽어 버린다.

요충의 감염 여부를 검사하기 위하여 우리는 항문주위 도말법을 실시하는 것인데, 이의 검사결과는 정확히 말해 과거에 요충의 암놈이 기생하고 있었다는 사실을 안 것에 지나지 않는다. 이 결과는 현재도 성숙에 가까운 요충이 기생하고 있을 것이라는 가정으로 이를 양성이라고 한다.

그리고 이 방법에 의한 단 1회의 도말검사로는 요충의 감염 여부를 정확히 알 수 없다. 요충의 웅충(male)만이 감염되어 있을 가능성을 생각할 수도 있겠으나 차치하고, 만일 자충(female)의 유충(lrval form)이 환자의 장관 내에 감염되어 있다고 하면 완전 성충이되는 기간(약 6~7주) 동안은 매일 검사해 보아야 한다.

그러나 이는 능률적, 경제적이 되지 못할뿐더러 집단검사 때에는 더욱 어려울 것이다. 그리고 실제로 임상에서는 무작정 검사를 반복할 수는 없는 것이다. 요충란 검사에 있어서 과거 많은 학자들이 요충란 검출률의 신빙성 등에 대하여 연구되어 왔는데, 검사횟수에 대하여 Kolmer(1944)는 연속되지 않는 날로 4회 검사가 필요하다고 하였고, 赤木(1952)은 3회 연속검사를 하여야 한다고 하였다.

朱 등(1963)에 의하면 표 4-1에서와 같이 요충 감염자 130명에 대한 적산검출률(detection rate)은 4회까지 현저히 증가하였다고 하며, 최소 4회까지는 반복 검사하여야 한다고 하였다.

표 4-1 적산검출률

검 사 횟 수	검사인원(요충양성자)	적 산 율(%)
1 회	130	78.5
2 회	130	86.9
3 회	130	91.5
4 회	130	94.6
5 회	130	95.4

요충란 검출을 높이기 위한 조건 :

① 목욕을 하기 전에 한다.

② 아침(가능한)에 기상하여 한다.

③ 대변을 보기 전에 한다.

④ 항문 주위를 될 수 있는 대로 넓게 도말한다.

실험 1-1. Scotch tape 항문주위 도말법(Graham, 1941)

실험재료 :

① Scotch tape

② 받침유리

③ 목제 설압자(wood tongue depress)

④ Toluene

실험방법 :

① 그림 4-1에서와 같이 받침유리 위에 알맞게 자른 scotch tape를 붙인다.

② 받침유리에 붙어 있는 scotch tape를 떼어서 scotch tape의 끈끈한 부분을 밖으로 하여 말아 잡는다.

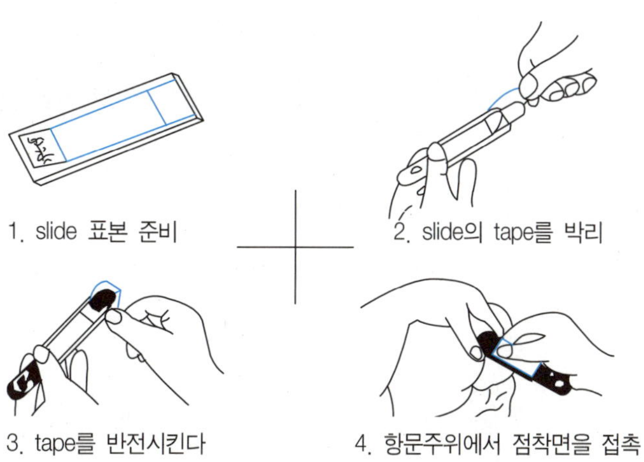

그림 4-1 요충란의 scotch tape법에 의한 검출법

③ 목제 설압자를 사용하여 항문 주위를 충분히 붙였다 떼었다하여 도말한다.

④ Scotch tape를 다시 받침유리에 붙인다.

⑤ 검경할 때에 scotch tape를 도말면에서 떼고 toluene을 1방울 떨어뜨리고 다시 붙인 후 검사한다.

주의사항 :

① 현미경의 검경배율은 100 ×로 하면 충분하며, 검경 조도(lux)는 너무 밝지 않도록 한다.

② Toluene을 떨어뜨리는 목적은 기포를 제거하고, 도말시에 묻어난 상피세포 (epithelial cell) 등 기타 찌꺼기를 녹이며, 검경시야를 깨끗하게 사는 데에 있다.

③ 요충란 뿐 아니라 조충란(*Taenia* sp.)도 잘 검출된다.

④ 요충란은 직접 경구적으로 잘 감염되는 충란이다. 그러므로 검사원은 검사 전후에 청결과 소독에 유의하여야 한다.

실험결과 :

성 명		평점	
실 습 조			
실습일자			

보고서 및 Sketch

성 명		평점	
실 습 조			
실습일자			

보고서 및 Sketch

단원 2

요 검사

학 습 목 적

1. 요검사로 진단 가능한 기생충들을 알고 있어야 한다.
2. 질편모충의 생활사를 알고 있어야 한다.
3. 질편모충의 생리식염수 내 검사방법을 시행할 수 있어야 하며, Giemsa 염색과 배양법에 대한 응용방법을 알고 있어야 한다.
4. 현미경상에서 질편모충을 동정할 수 있어야 한다.

학습내용

요검사로서 문제가 되는 원충은 역시 질편모충이며, 드물게는 생식기 계통에 아메바성 궤양(amebic ulceration)이 있을 때는 이질아메바의 영향형이 발견되기도 한다.

요(urine)와 같이 배출되는 충란은 방광주혈흡충란(*Schistosoma hematobium*)이나 거대신충란(*Dioctophyma renale*)과 같은 종류가 있으며, 드물게는 반크롭트사상충의 자충(microfilaria)이나 분성충의 유충(larvae)이 발견되기도 한다. 질편모충의 경우 ELISA, PCR 방법 등을 응용하면 우수한 검출 효과를 보인다.

이 장에서는 질편모충의 검사수기만 기술코자 한다.

질편모충은 인체의 배뇨기 계통에 감염되는 기생원충으로서 영양형(trophozoite)만이 알려져 있다. 대개 여자에게 많이 감염되어 있는 것으로 알려져 있는데, 주(1974)에 의하면 생후 3개월 된 영아로부터 78세의 노인에 이르기까지 넓은 연령층에서 발견되었다고 하며, 남자 9,617명 중 47명(0.49)에서 질편모충을 발견하였다고 한다.

질편모충의 검사는 직접도말과 염색표본을 만들어 검사하는 경우, 그리고 배양하여 검사하는 경우가 있는데, 영양형만 존재하고 외계의 저항력이 비교적 약하기 때문에 검사 과정에서 실패하는 경우가 있으므로 주의하여야 한다.

실험 2-1. 직접도말법

실험자료 :

① 생리식염수
② 받침유리, 덮개유리
③ Pipette 또는 spoid
④ 원심분리기, 원심 tube
⑤ Incubater 또는 hot plate 37℃
⑥ Giemsa stain solution
⑦ 검사재료(가검물) 채취기구 …… 면봉(약솜이 무착된 면봉), 백금이 등

실험방법 :

① 질분비물(질대하), 요도분비물, 요, 전립선분비물, 정액 등을 생리식염수 1방울과 함께 받침유리 위에서 혼합하고,
② 덮개 유리를 덮은 다음.
③ 검경한다(검경 배율은 약확대 100 ×로 본다).

만일 요(urine)일 경우에는
① 원심 tube에 요를 취하고,
② 3,000 r.p.m.으로 10분 동안 원심분리한 다음,
③ 침사(sediment) 부분을 spoid나 피펫으로 취하여,
④ 받침유리 위에 놓고 검경한다.

검경 :

① 우선 약확대(100 ×)로 관찰하여 운동상태의 충체를 찾아 내고, 강확대(450 ×)로 편모·파동막 등을 확인한다.
② 요 중에서는 때때로 자유생활 원충들을 볼 수 있고(운동성이 강하고 파동막이 없다), 정충들도 자주 나타나는 경우가 있으므로 혼동하지 않도록 주의하여야 한다.

주의사항 :

① 질편모충은 운동성이 정지된 것일 경우 백혈구 등과 구별하기 곤란해지므로 죽지 않도록 하여야 하며, 가검물은 신선 재료를 사용한다.
② 요는 채취 즉시 검사하도록 하고 그렇지 못할 경우에는 37℃ incubator에서 보관하고 2시간 이내에 검사하도록 한다.
③ 검사실의 실온은 높은 곳이 좋으며, 검사 기구(현미경, 받침유리, 덮개유리, spoid)는 따뜻하게 하는 것이 좋다(37℃ 전도).

실험 2-2. Giemsa 염색법

만일 염색을 하고자 할 때에는 받침유리에 가검물을 도말한 후 건조(dry)시키고 methanol 95% 이상에서 수 초(sec) 고정시킨 다음 Giemsa 염색하면 된다.

참고 :

* 저자들의 경험으로는 건조와 염색을 37℃ incubator 내에서 서서히 작업을 진행하였을 때 편모와 파동막 등의 모양을 더욱 확실하게 염색할 수 있었다.

실험결과 :

성 명		평 점	
실 습 조			
실습일자			

보고서 및 Sketch

성 명		평점	
실 습 조			
실습일자			

보고서 및 Sketch

단원 3

조충류의 편절검사

학 습 목 적

1. 조충류(*Taenia* sp.)의 생활사를 알고 있어야 한다.
2. 충란만으로는 유구조충과 무구조충의 종별진단이 불가능한 것을 알고 있어야 한다.
3. 무구조충과 유구조충의 진단상 필요한 형태의 차이를 알고 있어야 한다.
4. 편절검사를 시행할 수 있어야 한다.
5. 유구조충란의 자가감염에 의한 낭충증 등의 위험성을 알고 있어야 한다.

학습내용 1

충란으로는 유구조충(*T. solium*)과 무구조충(*T. saginata*)의 종별 진단이 불가능하다.

그러나 이러한 조충은 거의 매일 수태편절(gravid proglottid)을 배출하고 있으므로 대변에서 이것을 채취할 수 있으며, 이 편절검사로 종별진단이 가능하다.

그리고 편절검사는 조충증의 치료과정에서나, 환자 또는 환자를 중심으로 한 주위 사람들이 자가감염(Auto-infection)에 의한 낭충증(cysticercosis)의 위험성 등으로 더욱 그 중요성을 갖는다고 하겠다.

물론 조충증 환자의 진단은 우선 대변검사나 scotch tape 항문주위 도말법을 실시하여 충란검사를 하고, 환자로 하여금 대변 내의 편절을 발견하여 검사실로 가지고오게 하여 조충의 종(species)을 구별하도록 하여야 한다.

표 4-2 조충류(*Taenia* sp.) 검사방법의 비교

검사 \ 조충	무구조충	유구조충	비 고
1. 대변검사	충란(검출률이 낮다)	충란(검출률이 낮다)	종 구별이 안된다.
2. scotchh tape 항문주위 도말검사	충란(대변검사 보다는 검출률이 높다)	충란(대변검사 보다는 검출률이 높다)	종 구별이 안된다.
3. 편절 검사	자궁측지 15~30 쌍	자궁측지 7~13 쌍	종 구별이 가능
4. 두절 검사	Rostellum과 Hooklet가 없다.	Rostellum과 Hooklet가 있다.	확실한 종 구별이 되지만, 치료와 구충후에만 두절채취 가능.

실험 3-1. 편절검사법

실험재료 :

① 받침유리 2매
② 증류수
③ 사례
④ Applicator
⑤ 확대경 또는 해부현미경

실험방법 :

① 대변 또는 기타에서 채취된 편절(segment)을 증류수로 깨끗이 씻은 다음,
② 그림 4-2에서와 같이 2매의 받침유리 사이에 편절을 놓고 파괴되지 않도록 압평 표본을 만든 후,
③ 육안적으로나 해부현미경(저배율)으로 자궁측지의 수를 확인한다.

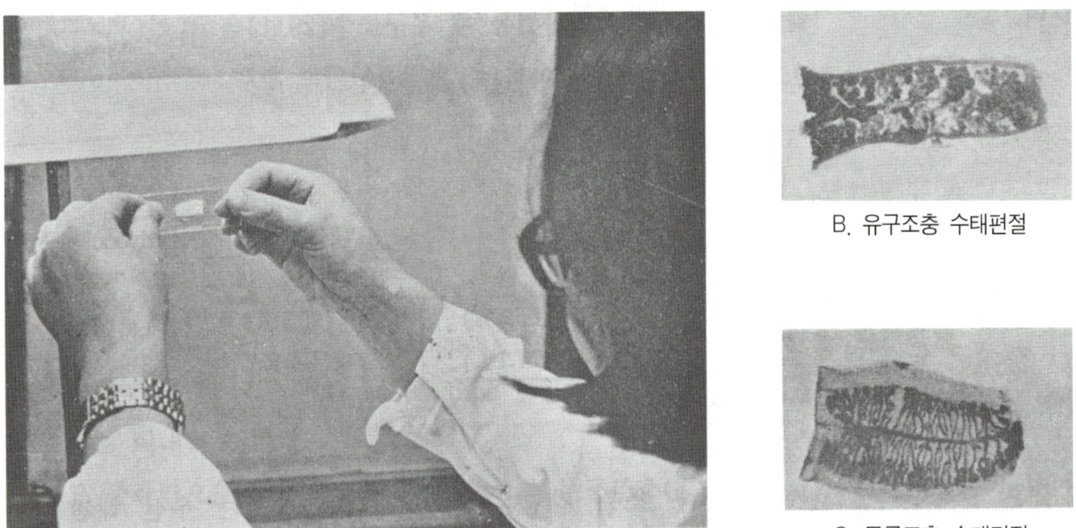

A. 자궁측지의 관찰
B. 유구조충 수태편절
C. 무구조충 수태편절

그림 4-2 조충(*Taenia* sp.) 편절검사

판별 : 그림 4-2와 표 4-2에서와 같이 자궁측지의 한쪽만 세어서 18~20개이면 무구조충이고, 13개 이하(보통 9개)이면 유구조충이다. 만일 수태편절 내에 충란이 너무 많이 차 있어서 자궁측지의 수를 계산하지 못하는 경우에는 다시 편절을 채취하여 검사한다. 이 때에 하제(설사제)를 사용하여 편절을 채취하는 경우도 있으나 반드시 의사의 확인하에 하제를 복용하도록 한다.

실험결과 :

성　명		평점	
실 습 조			
실습일자			

보고서 및 Sketch

성 명		평점	
실 습 조			
실습일자			

보고서 및 Sketch

단 원 4

객담검사

학 습 목 적

1. 객담검사로 진단이 가능한 기생충들을 알고 있어야 한다.
2. 폐흡충의 생활사를 알고 있어야 한다.
3. 폐흡충의 진단에서 직접도말법과 진단법을 시행할 수 있어야 한다.
4. 현미경에서 폐흡충란을 동정할 수 있어야 한다.

학습내용

우리는 객담(sputum)을 검사함으로써 폐를 통과하는 기생충이나 폐에 기생하는 기생충들을 진단할 수 있다. 폐를 통과하는 선충류로서 분선충·회충 등의 유충은 객담과 함께 배출될 수 있으며, 폐늑막성아메바(pleuropulmonaryy amoebiasis)나 폐포충증(pulmonary hydatid disease)에서 농양 또는 포충(hydatid cyst)이 파괴될 때 그리고 *Entamoeba histolytica*의 영양형(trophozoite)이나 *Echinococcus granulosus*의 포충(cyst) 등을 검사할 수도 있다. 그러나 객담검사의 경우 폐흡충(*Paragonimus westermani*) 충란을 검사하는 경우가 대부분이다.

1) 객담검사와 폐흡충란 발견율

폐흡충 충란은 보통 객담을 직접도말법으로 실시하여 충란을 발견하는 것이 가능하다고는 하나, 배출 충란수가 적거나 더욱 정밀한 검사를 할 경우에는 집란법을 응용하여야 한다.

폐흡충 충란을 발견하는 방법으로는 객담검사와 대변검사를 들 수 있다. 폐흡충 충란의 발견에 있어서 대변검사의 의의는 객담을 의식적 또는 무의식적으로 삼켜버리는 경우가 있기 때문이다.

김(1970)에 의하면 폐흡충 유행지역에서 초등학교 아동 141명을 대상으로 객담검사와 대변검사를 동시에 실시한 결과 객담에서는 262%, 대변에서는 14.9%가 충란 양성이었다고 한다. 그러나 대변검사에서의 폐흡충란 발견율은 대개 5% 이하라고 하며, 폐흡충란검사는 객담검사와 대변검사를 동시에 실시함이 좋다.

그리고 김(1974)에 의하면 객담검사의 경우 폐흡충란의 발견율을 높이기 위한 반복검사의 횟수는 4회 이상 실시할 경우에 높다고 한다.

실험 4-1. 객담검사법

실험준비 :

1. 가검물(객담)
2. Slide glass와 cover glass
3. Centrifuge 3,000 r.p.m.
4. Applicator wood
5. 1/10 N NaOH 또는 1/10 N KOH
6. 연필과 색연필

실험방법 :

1) 직접도말법 : 환자의 객담을 Petri dish 또는 용기에 담아 특히 객담의 쇠녹물과 같은 혈액의 착색 부분을 검사용 막대로 떠서 받침유리 위에 놓고 생리식염수 1방울과 함께 혼합한 후 검경한다.

2) 집란법 : 좀더 정확한 검사를 하기 위해서는 적당한 양의 1/10 N NaOH나 1.10 N KOH용액을 객담과 혼합하여 충분히 녹인 다음 r.p.m. 3,000회전 원심분리기에서 2~3분간 원심분리한 후 침전물을 검경한다.

3) 정량검사법 : 폐흡충란의 정량검사는 우선 24시간 동안 배출된 객담의 전량을 채취한 다음 적당량의 1/10N NaOH 용액을 가하여 충분히 녹여 희석한 후 그 일부를 Stoll씨 희석 충란계산법과 같이 측정 산출한다.

참고 :

성 명		평 점	
실 습 조			
실습일자			

실험결과 보고서

연 습 문 제

문제 1 요충란 검출을 높이기 위한 조건들을 쓰시오.

문제 2 무구조충과 유구조충의 형태학적 차이를 설명하시오.

문제 3 질편모충의 영양형을 그리고 구조의 명칭을 쓰시오.

문제 4 선다형

(1) 항문주위도말법에 의하여 요충란을 많이 발견하였다면?

① 현재 요충은 자충(female)과 웅충(male)이 기생하고 있다.

② 현재 요충의 자충(female)만 기생하고 있다.

③ 현재 요충의 미성숙 자충(immature female)만 기생하고 있다.

④ 현재도 성충 또는 성숙에 가까운 요충이 기생하고 있을 것이다.

(2) Scotch tape 항문주위도말법으로 검출이 잘 되는 충란은?

① 분선충 ② 요충 ③ 회충

④ 동양모양선충 ⑤ 광절열두조충

(3) 충란의 한편은 편평하고(flat) 한편은 볼록한(convex) 모양의 기생충은?

① 편충 ② 회충 ③ 아메리카구충

④ 요충 ⑤ 분선충

(4) 다음 중에서 신선한 충란 내에 자충(larvae)이 포장되어 있고 인체에 감염력이 있는 기생충은?

① 회충 ② 동양모양선충 ③ 편충

④ 요충 ⑤ 십이지장충

(5) 요검사로 검사 가능한 기생충들이 되지 못하는 것은?

① 거대신충란, 방광주혈흡충란

② 반크롭트사상충의 microfilaria, 방광주혈흡충

③ 질편모충의 영양형, 거대신충란

④ 선모충, 동양모양선충의 유충

(6) 질편모충 검사에서 틀린 것은?

① 질편모충 검사는 남자의 요에서도 가능하다.

② 질편모충 검사는 생리식염수와 같이 도말검사하며 채뇨시간과 온도에 유의하여야 한다.

③ 질편모충은 Giemsa 염색도 가능하다.

④ 질편모충 배양을 위한 배양액(media)은 특히 pH 조절이 중요하다.

⑤ 질편모충은 여성의 경우에는 직접도말검사가 가능하지만 남자의 요는 배양을 하여야만 한다.

(7) 다음 중에서 틀리는 사항은?

① 조충의 종별검사는 편절의 자궁측지의 검사로도 가능하다.

② 조충의 종별검사는 두절의 형태 검사만으로도 가능하다.

③ 편절의 자궁측지의 수는 양쪽편을 다세어서 구별한다.

④ 편절의 자궁측지수는 육안적으로도 구별이 가능하다.

(8) 다음 중에서 흡충류와 같은 성충(adult worm)의 염색 방법인 것은?

① Iron-hematoxylin 염색 ② Gomori's 염색

③ Semicon's **aceto carmine** 염색 ④ Bouin 염색

⑤ Walker's 염색

(9) 두절에 bothrium(흡구)을 갖고 있는 기생충은?

① 유구조충 ② 무구조충 ③ 왜소조충 ④ 광절열두조충

(10) 배출된 충란이 인체에 즉시 감염될 수 있는 것은?

① 광절열두조충 ② 무구조충 ③ 쥐조충 ④ 단방조충

(11) 폐흡충 검사를 위한 객담검사에서 틀린 사항은?

① 객담이 쇠녹물과 같은 혈액착색부위를 채취하여 직접 도말한 다음 검경한다.

② 객담과 1/10 N NaOH를 혼합후 충분히 소화(녹인 다음)시킨 다음 3,000 r.p.m. 3분간 원심분리하여 검사한다.

③ 객담과 1/4 N NaOH를 혼합하여 충분히 녹인 다음 3,000 RPM 15분 정도 원심분리하여 검사한다.

④ 객담과의 폐흡충란의 정량적 검사는 Stoll's 희석 충란계산법으로 응용이 가능하다.

5

기생충병의 면역학적 진단법

단원 1 기생충병의 면역학적 진단법

단원 2 피내반응 검사법

단원 3 효소면역검사법(ELISA)

단원 4 말라리아의 면역학적 검사

단원 1

기생충병의 면역학적 진단법

학습목적

1. 면역학적 방법으로 진단이 가능한 기생충들을 알고 있어야 한다.
2. 각 기생충들의 면역학적 특성을 알고 있어야 한다.
3. 면역학적검사를 시행할 수 있어야 한다.

학습내용

기생충 감염을 진단하는 가장 정확한 방법은 감염 충체를 검출하여 동정하는 방법이다. 그러나, 충체를 항상 검출할 수 있는 것은 아니며, 기생충증을 정확하게 진단하기 위해서는 오랜 기간의 훈련과 경험이 필요하다. 또, 폐흡충, 낭미충 또는 sparganum과 같이 숙주의 조직에 기생하는 기생충의 경우와 혈액 조직에 기생하는 원충(말라리아, 리슈마니아 등)에는 대변검사나 혈액검사와 같은 통상적인 방법으로는 진단을 내리기가 쉽지 않을 때가 많다. 이러한 문제점을 해결하기 위해서 면역학적인 검사방법이나 분자생물학적 방법을 이용하고 있다.

기생충이 인체의 조직에 침입하면 사람의 조직구(histocytes)나 비만세포(mast cell)와 복합체를 이루어 방어기능의 물질을 방충하여 제거 기전에 이루어지며, 어떤 경우에는 혈구의 염증세포들(호산구, 호염기구, 단핵구 등)이 비특이적으로 반응하여 면역체계와 엽합을 이루어 방어 기전을 이루게 된다.

인체에 **기생충**이 감염되면 그 기생충에 대하여 다양한 숙주의 방어기전에 나타나게 된다. 대체로 인체는 혈류계통으로 침범하였을 때에는 **체액성 면역**(humoral immunity)이 유발되고, 조직계통으로 감염되어 성장할 때에는 세포성 면역(cellular immunity)이 유발된다. 기생충에 대한 면역 반응은 세포성 면역반응의 경우, T세포가 macrophages 세포의 활성으로 면역기전이 작동한다. 여기에는 비만세포나 호염기구, 호산구와 단구 그리고 항체 IgE 등과 함께 협동 기전으로 기생충을 배출시킨다(톡소포자충, 리슈마니아, 트리파노조마 등). 체액성 면역반응의 경우, 특이성 항체가 생성되면 IgE, IgA 등과 같은 항체와 호산구, 비만세포, 배세포 등과 같은 염증세포들이 협동하여 기생충을 제거한다(섬모충, 트리파노조마, 주혈흡충 등).

그러나 기생충은 숙주에 감염된 후 **면역회피기전**을 가지는 경우가 많다(파동편모충 등). 또한 중간숙주와 종숙주를 이행하면서 기생충 자신의 형태가 다양하게 변형하며 항원성 또한 다양하게 나타난다. 그리고 숙주의 단백질과 같은 표면항원으로 기생충 자신을 **위장**하기도 하고, 일부 기생충은 사람의 IgG 항체를 분해하는 효소를 분비하여 자신을 **보호**한다. 그래서 기생충에 대한 각각의 면역학적 분자생물학적 특성을 분석 파악하는 과정이 중요하다. 또한 기생충의 항원은 매우 복잡하고 그 수가 많으며, 면역검사에 사용되는 항원의 특이도(specificity)가 낮기 때문에 특히 윤충류의 경우 충체간의 교차반응(cross reaction)이 많이 관찰한다. 그리고 교차반응이 적다 하더라도 검사결과를 정확하게 해석하기 어려운 경우도 있다. 즉, 피내 반응검사(skin test)에서 양성이 나왔거나 또는 다른 방법에서 항체가 검출되었더라도 이것이 과거의 감염 때문인지 아니면 현증이 있기 때문인지를 정확하게 감별할 수가 없을 경우도 있다. 이때에는 여러 가지의 방법들을 병행하여 최상의 결과를 찾아내야 한다. 톡소플라스마증(toxoplasmosis)의 경우 IgM의 검출이 현증 여부를 밝히는데 도움이 되기도 하며, 말라리아, 아메바성 간농양(amebic liver abscess), 톡소플라스마증, 포충증, 낭미충증과 가이 충체나 충란 등을 검출하기 어려운 질환에서는 면역학적 검사가 유용하게 이용된다. 면역학적 검사는 역학 조사를 실시할 경우 효과적으로 이용할 수 있다.

기생충증 진단에 사용되는 면역학적 검사방법으로는 보체결합반응(complement fization : CF), 간접 혈구응집법(indirect hemagglutination : IHA), 라텍스 응집법(latex agglutination : LA), 간접 면역형광법(indirect immunofluorescence : IF), 젤 이중확산법(gel double diffusion : DD), 면역전기영동법(immunoelectrophoresis : IE), 효소면역검사법(enzymelinked immunosorbent assay : ELISA)등이 있으나 주로 피내 반응검사나 ELISA, PCR 등이 많이 사용되고 있다.

단원 2

피내반응 검사법

학습목적

1. 폐흡충의 이소적 기생과 생활사를 알고 있어야 한다.
2. 간흡충과 폐흡충에 대한 피내반응 검사의 결과는 보조적 진단가치만 있음을 알고 있어야 한다.
3. 의양성, 의음성 그리고 교차반응에 의한 결과를 알고 있어야 한다.
4. 피내반응 검사법을 시행할 수 있어야 한다.
5. 피내반응 검사의 결과를 판정할 수 있어야 한다.
6. 간흡충과 폐흡충의 항원(antigen) 관리에 유의할 수 있어야 한다.

학습내용

일반적으로 간흡충 및 폐흡충의 경우는 대변검사와 객담검사로서 확신하는 것이 보통이다. 그러나 비교적 조작이 복잡하고 집단검사를 행할 때 비용과 시간이 많이 든다.

그러나 피내반응 검사법에서는 대변검사와 객담검사에 비해 조작이 간편하고 비용이 절약되며, 또한 보조진단적 가치가 있다.

특히 폐흡충의 경우 신뢰성과 특이성이 높고, 결핵과 같은 뇌부질환과 감별이 용이하며 이소기생으로 충란의 발견이 곤란할 때 보조진단적 가치가 있으므로, 집단검사가 용이하며 역학조사 때 좋다. 폐흡충의 경우 의양성, 의음성 및 교차반응이 폐흡충의 경우보다 많다. 피내반응에서 양성자로 판정되었을 때는 반복검사, 객담검사를 하여 충란을 발견, 확진을 해야 한다.

주의 사항 및 장·단점

폐흡충 및 간흡충의 항원을 각각의 주사기 및 주사바늘에 일정하게 고정시켜 혼동하지 않도록 할 것과, 주사 부위는 피하가 아니고 피내임을 잘 인식하도록 해야 한다. 또 주사 부위를 정할 때 피부의 상처, 혈관, 과거에 이러한 항원으로 검사하였던 곳은

꼭 피해야 한다. 그리고 피내반응검사에서 양성으로 판정되면 폐흡충은 객담 및 대변검사를, 그리고 간흡충은 대변검사를 면밀히 수차에 걸쳐 실시하고 기타 보조진단, 즉 임상증상, 병력, X-선소견, 보체결합반응, Gel내 이중확산법, 면역전기영동법, ELISA검사법 등을 사용하여 기왕증과 현증을 구별해야 한다(이렇게 하여 피내반응 양성 피검자가 피내반응으로 보통 나타나는 불안을 해소시켜 주도록 해야 한다).

단점으로는 완치된 후에도 장기간 양성반응(positive reaction)이 지속된다는 점이다. 폐흡충의 피내반응은 감염 후 2~5주부터 양성으로 나타나기 시작하여 치료 후 10~20년까지도 양성반응이 지속된다. 간흡충이나 폐흡충의 경우 의양성, 의음성 및 교차반응이 있어서, 최근에는 사용을 하지 않으며, 일부 보조적 진단 목적으로 사용한다.

실험 1-1. 피내반응검사법

실험준비 :

① 항원(antigen) : 항원은 폐흡충 및 간흡충의 성충체를 Chaffee 변법에 의해 veronal 완충용액(V.B.S.)에서 추출한 것으로, 건조 충체량의 10,000배 희석한 것을 냉암소(4℃ 냉장고)에 저장하고 유효기간 내에 사용해야 한다.

② 주사기(syringe) : 1 ml 투베르쿨린 주사기 2개(폐흡충 및 간흡충 항원 각각 사용)

③ 주사바늘 : 26~27 gauge 짜리로, 길이는 1/2 inch 정도

④ 구진 측정판과 볼펜 및 시험지

⑤ 기타(기록용지, 시계, 알코올 및 탈지면, cm자 등)

실험방법 :

소독한 2개의 주사기에 각각의 항원을 넣고, 혼동을 피하기 위해 폐흡충(P.W.)과 간흡충(C.S.)을 주사기에 표시하고 주사 부위는 좌전박 굴측면 부위이다. 알코올스폰지로 깨끗이 닦은 후 약 5 cm 이상의 간격으로 폐흡충 및 간흡충이 항원을 주사한다.

주사량은 0.01~0.02 ml 정도로 하거나 구진의 직경이 4 mm(20 mm^2) 정도이면 족하다. 만일 주사가 잘못되었다고 생각할 때는 그 부위에서 옮겨 다른 부위에 주사해야 한다.

결과측정 :

주사한 지 15분 후에 폐 및 간흡충 항원으로 생긴 구진을 오일펜으로 선명하게 그리고 시험지를 압박하여 새겨 낸다. 이 새겨진 구진의 가로·세로의 길이를 측정하여 평균치를 얻어 구진의 차이가 5 mm 이상인 경우를 양성, 4 mm를 의양성, 3 mm 이하를 음성이라고 판정한다.

만일 폐흡충 및 간흡충의 각 항원 구진의 크기가 모두 9 mm(가로·세로의 길이의 평균) 이상이거나, 구진 전체가 60 mm^2 이상으로 커지고, 그 크기에 차가 있을 때는 더 큰 편을 양성반응으로 한다.

피 내 주

(0.01~0.02 ml)

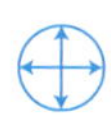

주사직후 계측치

세로 × 가로길이 4×4 mm
평균치 4 mm
구진의 차이 : 14 mm - 4 mm = 10 mm
양성 : 5 mm 이상 60 mm^2
의양성 : 4 mm
음성 : 3 mm 이하

15분후

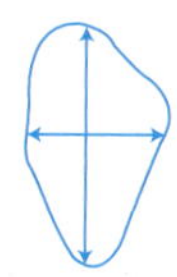

15분 후 계측치

세로 × 가로길이 15×12 mm
평균치 14 mm(사사오입 하였음)

참고 :

폐 및 간흡충 항원 설명서(피내반응 검사용)

이 항원은 폐 및 간디스토마의 성충체를 각각 샤피(Chaffee)씨 변법에 의하여 베로날(veronal) 완충용액에 추출한 것으로 건조 충체량의 10,000배 희석액으로 제조된 것이다.

사용법 및 사용량

1. 소독한 2개의 주사기는 각기의 항원을 넣기에 앞서 서로 혼동되지 않도록 폐흡충(Pw) 또는 간흡충(Cs)을 적당히 구별하여 표시해 놓는다.

2. 주사기를 자불소독하였을 때는 해당 항원으로 2~3회 물기를 씻어낸 후 적당량을 넣는다.
3. 주사부위는 전박굴 측면이며 알콜 면으로 닦은 후 폐 및 간흡충 항원을 각각 4~5 cm 정도의 간격을 두고 주사한다.
4. 주사량은 0.01~0.02 ml 정도가 적당하나 이를 정확히 재는 것은 어려우므로 피내주사에 의한 구진의 직경이 4~5 mm(20 mm^2)정도 될 때의 양이면 적당하다.
5. 주사 위치는 피부의 반흔, 혈관, 이전에 이 항원으로 주사 맞은 곳을 피하며 주사가 잘못 되었을 때는 그 위치에서 옮겨서 다른 자리에 주사한다.
6. 양 흡충 항원을 주사하면 곧 기록해 둔다.

결과 판정법

1. 주사 15분 후에 「흡충란 피내반응측정판」을 구진에 대어 그 면적을 측정한다. 이때 구진의 주위를 오일펜으로 선명하게 그리는 것이 편리하다. 발적부분은 판정에는 관계없다.
2. 구진이 60 mm^2 이상으로 커졌을 때는 양성으로 판정한다. 양 항원에서 일어난 구진의 크기가 모두 60 mm^2 이상으로 커지고 그 크기에 차가 있을 때는 큰 편마의 흡충란 감염 또는 양성에 의한 감염을 의심하나 큰 편의 양성반응을 더 중시한다. 이 항원으로 감염자에서 위음성(僞陰性)을 나타내는 경우가 소수이긴 하나 더러 발견된다.
3. 피내반응에서 양성으로 판정되면 해당 흡충란에 대한 충란검사를 면밀히 하고 기타의 보조 진단법으로 과거병력과 현증을 구별한다. 가료자에 있어서는 치료의 경과 등을 파악함이 필요하다.

저장법

냉암소(2℃~8℃)에 저장할 것.

포장

폐흡충항원 3 ml - 1병
간흡충항원 3 ml - 1병

피내반응 측정판

(주사량에 의한 구진의 크기)

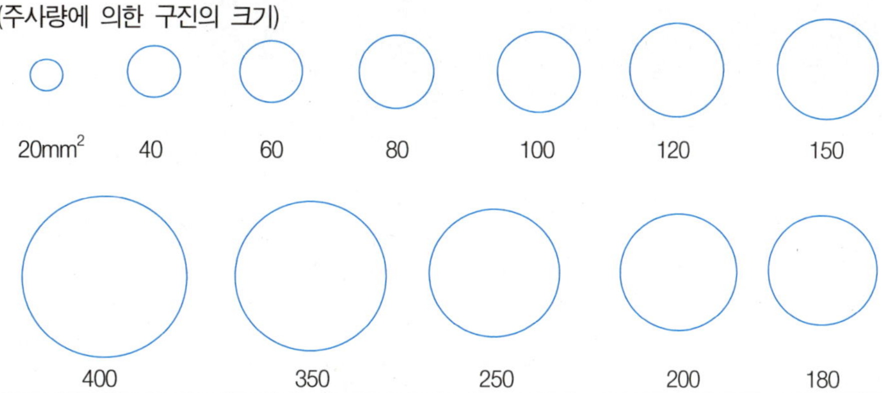

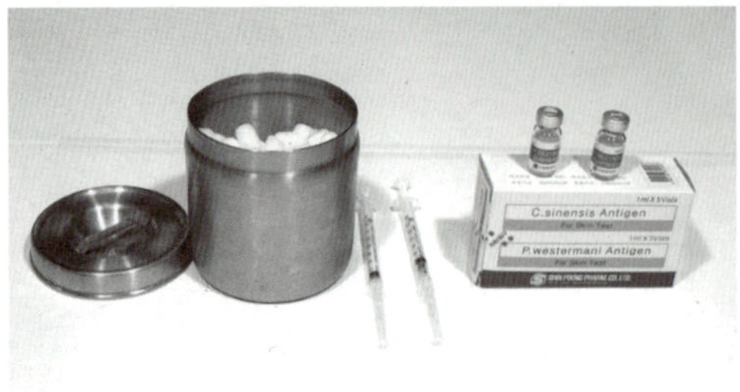

1. 피내반응검사에 사용되는 기구와 항원

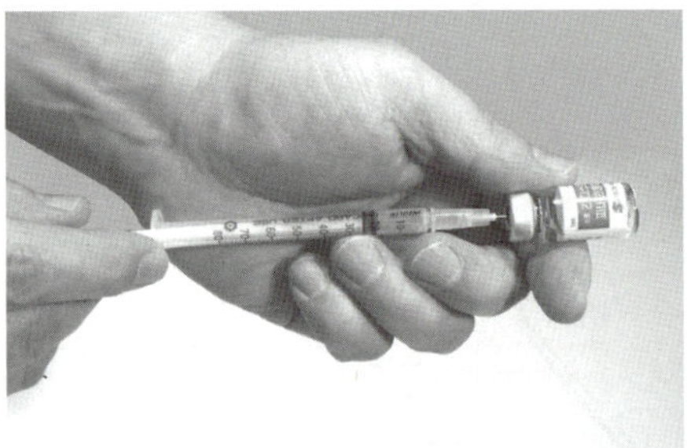

2. 항원을 1 ml 주사기에 주입한다.

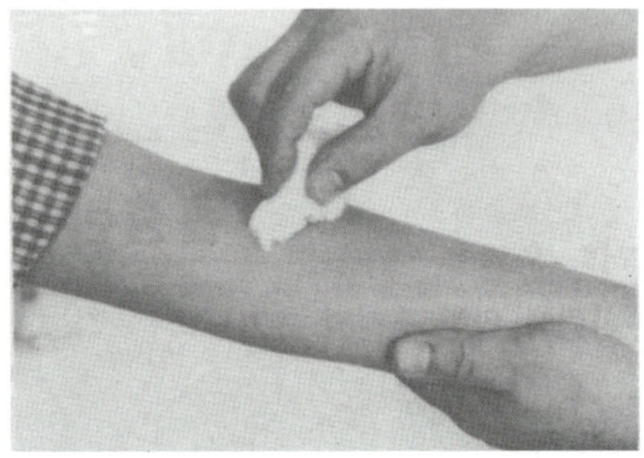

3. 주사부위를 소독한다.

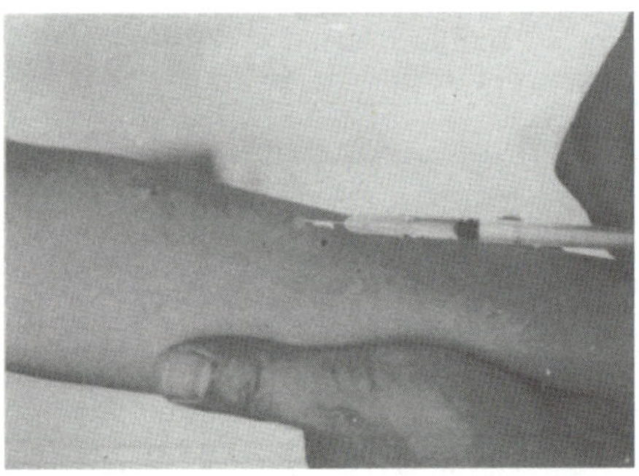

4. 항원을 주사한다.

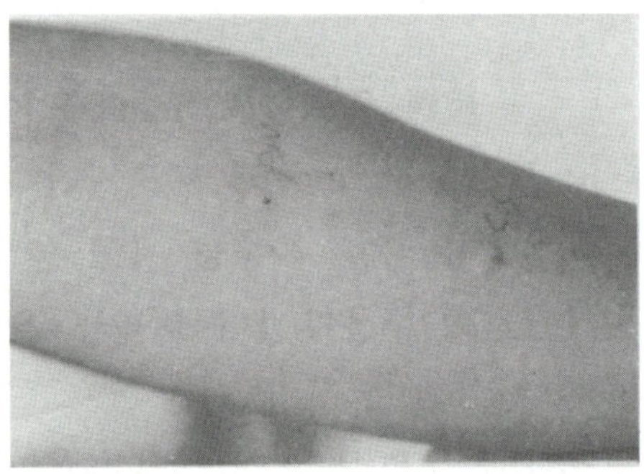

5. 주사후 15분간 기다린다.

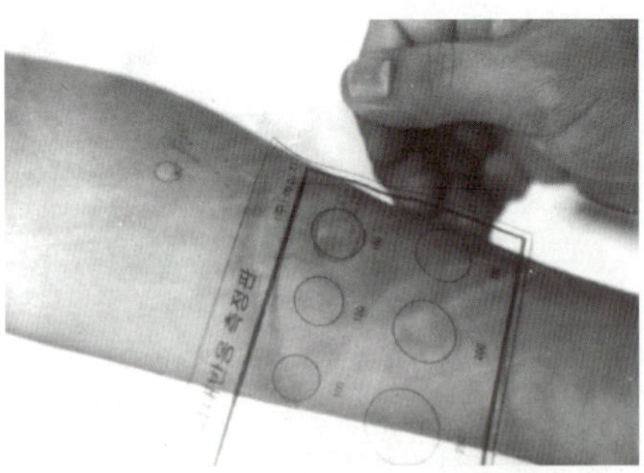

6. 구진의 크기를 측정한다.

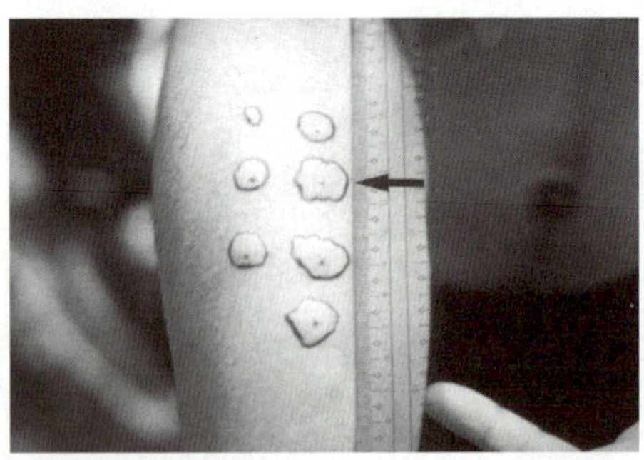

7. 양성자의 구진크기

그림 5-1 피내반응검사법

단원 3

효소면역검사법(ELISA)

학 습 목 적

1. 효소면역검사법으로 진단이 가능한 기생충들을 알고 있어야 한다.
2. 그 기생충에 대한 효소면역학적 특성을 이해한다.
3. 효소면역검사를 시행할 수 있어야 한다.

학습내용

효소면역검사법에는 검출 방법에 따라서 여러 가지 방법이 있으나 본 실험에서는 환자의 혈청에서 의심스러운 기생충에 대한 항체를 간접적으로 검출하는 방법에 대해서 알아보기로 한다. 이 방법의 원리에 대해서는 이미 생화학에서 배웠을 것이므로 자세한 설명은 생략하기로 하겠다.

실험방법 :

1) 검사하고자 하는 기생충의 항원을 적정한 배율로 희석한 후 96 wells에 항원을 200 μl 넣고 실온에서 하룻밤 동안 놓아둔다.
2) 항원을 버리고, PBS(phosphated buffered saline)로 3번 세척한다.
3) 비특이 반응을 방지하기 위해 blocking buffer(1% BSA포함)를 200 μl 넣고 항온기(37℃)에서 1시간 동안 반응시킨다.
4) PBS로3번 세척한다.
5) 환자의 혈청을 200 μl 넣고 항온기(37℃)에서 2시간 동안 반응시킨다.
6) 혈청을 버리고, PBS로 3번 세척한다.
7) 적정한 배율로 희석한 peroxidase-conjugated anti-human IgG goat serum을 200 μl 넣고 항온기(37℃)에서 2시간 동안 반응시킨다.
8) PBS로 3번 세척한다.

9) 기질용액(1% o-phenylenediamine : OPD)을 200 μℓ 넣고 37℃ 암실(또는 빛을 차단한 장소)에서 30부간 반응시킨다.

10) H_2O_2 solution 50 μℓ 을 넣어 반응을 정지시킨다.

11) Spectrophotometer로 492 nm에서 흡광도를 측정한다.

유의사항 :

1) 매 검사마다 양성 및 음성 대조혈청을 함께 검사하도록 한다.
2) 정확한 결과를 얻기 위해서는 세척을 잘 하도록 한다.
3) H_2O_2 solution은 OPD기질용액을 분주한 순서대로 분주해야 한다.
4) 발색반응 중에는 96-well plate을 강한 빛으로부터 차단해야 한다.
5) Spectrophotometer는 사용하기 30분쯤 전에 미리 켜놓는다.

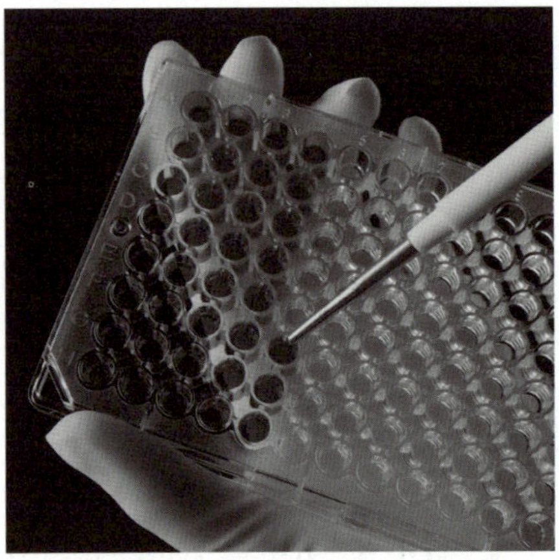

그림 5-2 효소면역검사 방법

성 명		평점	
실 습 조			
실습일자			

실험결과 보고서

단원 4 말라리아의 면역학적 검사

사람에게 감염을 유발하는 말라리아 원충은 *Plasmodium falciparum*, *P. vivax*, *P. malariae*, *P. ovale*의 4종류가 있으나, 우리나라에서는 주로 *P. vivax*에 의한 삼일열 말라리아의 발생이 보고되고 있다.

검사원리는 먼저 혈액의 RBC를 D.W.로 용혈시킨 후 원침하여 말라리아 원충을 모은 후 boiling하여 DNA를 용출하고, 이 DNA를 4종의 말라리아 원충에 공통적인 primer를 이용하여 1st PCR을 실시한 후, *P. vivax*에 특이적인 primer를 이용하여 2nd PCR한 후 전기영동하여 결과를 확인한다.

1) 검체

혈액 : EDTA가 첨가된 혈액 1 ml 이상

2) 시약

① Primer

primer sequence
*1'PCR primer (*plasmodium* genus common)
PLU5 : CCT GTT GTT GCC TTA AAC TTC
PLU6 : TTA AAA TTG TTG CAG TTA AAA CG
* 2'PCR primer (*P. vivax* specific)
VIV1 : CGC TTC TAG CTT AAT CCA CAT AAC TGA TAC
VIV2 : ACT TCC AAG CCG AAG CAA AGA AAG TCC TTA

② buffer

③ $MgCl_2$(25 mM)

④ gelatin(10 mg/ml)

⑤ tNTP(2.5 mM)

⑥ Taq DNA Polymerase(5 U/μl)

⑦ InstaGene Matrix(Bio - Rad)

⑧ autoclaved D.W.

3) 기구 및 장비

① PCR System

② vortex mixer

③ microcentrifuge

④ heating block

⑤ 전기영동 장비

4) 검사 방법

(1) DNA추출

① EDTA Blood 3 mm에 D.W. 1 μl을 첨가하여 실온에서 15~30분간 mix하여 방치한다(RBC lysis).

② 15,000 rpm에서 5분간 원심분리하여 상층액은 버린다.

③ InstaGene Matrix 200 μl 를 첨가하여 vortex한다.

④ 56℃ 에서 15~30분간 반응시킨 후, 다시 5~10초간 vortex한다.

⑤ 끓는 물에 8분 동안 반응시키고, 5~10초간 vortex한다.

⑥ 15,000 rpm에서 5분간 원심분리하여 상층을 조심스럽게 새로운 tube에 옮긴다.

⑦ 이 상층의 DNA를 PCR에 사용한다.

(2) PCR

① 다음과 같이 1st PCR 혼합액을 만든다.

10 × buffer	10 μℓ
$MgCl_2$(25 mM)	14.4 μℓ
gelatin(10 mg/ml)	1 μℓ
dNTP(2.5 mM)	5 μℓ
PLU5(10 pmol)	2.5 μℓ
PLU6(10 pmol)	2.5 μℓ
Taq DNA Pol(5 U/μℓ)	0.4 μℓ
D.W.	54.2 μℓ
Total	90 μℓ

② 1st PCR 혼합액에 추출한 DNA 5 μl를 넣는다.

③ 1st PCR을 실시한다.

95℃ 4 min : 1회 94℃ 1 min / 55℃ 2 min / 72℃ 2 min : 30회 72℃ 3 min : 1회

④ 다음과 같이 *P. vivax*에 대한 2nd PCR 혼합액을 만든다

10 × buffer	4 μℓ
$MgCl_2$(25 mM)	3.2 μℓ
gelatin(10 mg/ml)	0.4 μℓ
dNTP(2.5 mM)	2 μℓ
VIV1(10 pmol)	2 μℓ
VIV2(10 pmol)	2 μℓ
Taq DNA Pol(5 U/μ l)	0.2 μℓ
D.W.	16.2 μℓ
Total	30 μℓ

⑤ 각 2nd PCR 혼합액에 1st PCR산물 5 μl를 넣는다

⑥ 다음의 조건으로 2nd PCR을 실시한다.

P. vivax 95℃ 4 min : 1회 94℃ 1 min / 57℃ 2 min / 72℃ 2 min : 40회 72℃ 3 min : 1회

⑦ *P. vivax*의 2nd PCR 산물을 전기영동하여 결과를 확인한다.

5) 결과

2nd PCR 산물에서 120 bp band가 보이면 양성이다.

6) 정도관리

① 양성대조 : 이전 PCR에서 양성인 검체

② 음성대조 : D.W.

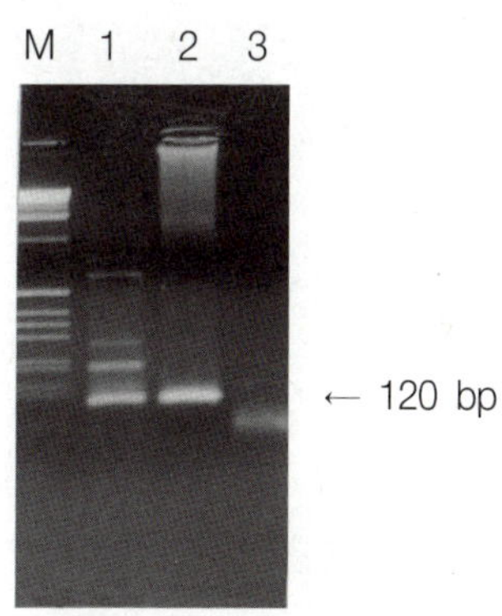

그림 5-3 *plasmodium vivax* 검사결과

Lane M : marker, Lane 1 : 말라리아 환자 검체(양성)
Lane 2 : 양성대조, Lane 3 : 음성대조

성 명		평 점	
실 습 조			
실습일자			

실험결과 보고서

성 명		평점	
실 습 조			
실습일자			

실험결과 보고서

연 습 문 제

문제 1 Intradermal test의 설명에서 틀린 사항은?

① 주사기는 1 ml, 주사침은 26~27 G이다.

② 항원의 주사량은 0.01~0.02 ml 정도이다.

③ 항원의 주사량은 구진의 직경이 4 mm(20 mm^2) 정도이다.

④ 양성으로의 판정은 구진의 크기가 100 mm^2 이상이어야 한다.

⑤ 피내주사 후 결과 판정은 15분 후에 한다.

문제 2 Intradermal test의 설명에서 틀린 사항은?

① Skin test는 교차반응 등의 단점 때문에 보조적 진단의 가치로 해석되어야 한다.

② Skin test는 주사부위가 피내가 아니고 피하이다.

③ Skin test에서는 간흡충과 폐흡충 항원을 통상 동시에 주사한다.

④ Skin test는 간흡충이 폐흡충보다 의양성, 의음성 및 교차반응이 더 많이 일어난다.

문제 3 *Toxoplasma* 검사의 설명에서 틀린 사항은?

① *Toxoplasma*는 고양이를 종숙주로 하는 포자충류이다.

② *Toxoplasma*검사는 색소시험 피내반응, 종화시험, 보체결합반응 등의 검사 방법이 이용된다.

③ *Toxoplasma* 감염초기에는 색소시험검사(Sabin-Feldman dye test) 이용이 좋다.

④ *Toxoplasma* 감염초기에는 피내반응검사(intradermal test) 이용이 좋다.

⑤ *Toxoplasma gondii*는 모체감염(congenital infection)에 의하여 태아에게 위험을 준다.

6

임상기생충학실습 종합응용

단원 1 불명 가검물의 동정진단

단원 1

불명 가검물의 동정진단

학습목적

1. 인체기생충들의 생활사를 알고 있어야 한다.
2. 검사하고자 하는 기생충에 대한 검사방법을 적절히 응용할 수 있어야 한다.
3. 검출되는 기생충체를 동정할 수 있어야 한다.
4. 종합병원 임상병리과에서 사용하는 기생충검사 보고서의 기록 양식을 알고 있어야 하며, 동정된 기생충을 보고할 수 있어야 한다.

실험내용 :

기생충검사 보고서

기생충증 환자가 병을 치료하기 위하여 병원에 가게되면 일단 의사의 진찰을 받게 된다. 의사의 입장에서는 감염된 기생충을 확실히 알기 위하여 임상병리과의 기생충검사실에 검사의뢰를 하게 된다. 기생충검사실에서는 의뢰된 검사의 종류를 잘 검토한 다음, 정확하게 검사해 원인기생충을 동정하여 다시 보고하면 되는 것이다. 여기에 기생충검사를 의뢰하고 기생충검사 결과를 보고하는 서식이 있는데, 이것이 바로 참고의 서식 같은 기생충검사 보고서이다.

참고 :

등록일자 환 자 명 생년월일	

기생충 검사

발행처	발행일자

발행의사 ㊞

검체일시 2 . . . 오전 시 / 오후 시

보고일자 2 . . . 보고자 ㊞

임상소견 및 기타	※병명기호(1~999)

코드	항 목	분류번호	코드	항 목	분류번호
01	□ ROUTINE STOOL EXAM (02-05)	나-4×3+ 나-5	30	□ Skin test for P.w.	나-24
			31	□ Skin test for C.s.	나-24
02	□ Helminth, ova	나-4	32	□ Malaria	나-14
03	□ Protozoa, cyst	나-4	33	□ Filaria	나-14
04	□ Protozoa, trophozoite	나-4	34	□ Fat, qual, test Fatty acid Neutral fat	나-82-라
05	□ Occult blood	나-5			
06	□ Helminth, larva	나-82-라	35	□ Others ;	
07	□ Helminth, adult	나-82-라	36	□ Immunological test	
08	□ Egg count, EPG	나-4×2			
09	□ Egg count, EPD	나-4×2			

REMARKS

환자구분	특진교수	조 정 인	수 납 인	수 가		조정액	
				검사료		특진료	
				자산액		수납액	

여기에 있는 기생충검사 보고서는 각 대학 부속병원 임상병리과 기생충검사실에서 사용되는 것인데, 다른 종합병원 임상병리과 기생충검사실도 거의 양식이 동일하다.

그리고 상기의 이외의 특수한 검사가 있다고 하면 특수한 검사종목을 명시하여 검사의뢰 또는 보고 하면 된다.

실험준비 :

1. 실험재료 및 시약
   1) 불명 가검물(unknow specimens) A.B.C.D.
   2) Zinc-sulfate 부유법의 materials와 reagents.
   3) Formalin-ether clawjsqjqdmlmaterials와 reagent.
   4) Lugol's 염색의 materials와 reagents.
   5) Stoll's E.P.G. Count
2. 불명가검물의 검사방법 응용에 따른 검사기구와 검사시약들을 각 학생 또는 각 실습조의 요청에 따라서 합리성을 검토한 후 준비한다.
3. 진행기록부(work sheet)

실험방법 :

1. 배정받은 불명검체와 요구되는 기생충증의 진단방법에 의거하여 실험준비를 마친 다음
2. 검사방법에 의거하여 정확히 검사를 시행한다.
3. 검사결과를 잘 관찰하고 검토하여 요구되는 과재내용에 의거하여 기록 보고한다.

실험결과 :

성　명		평점	
실 습 조			
실습일자			

실험결과 보고서

기생충 실기 예상문제

기생충 실기 예상문제

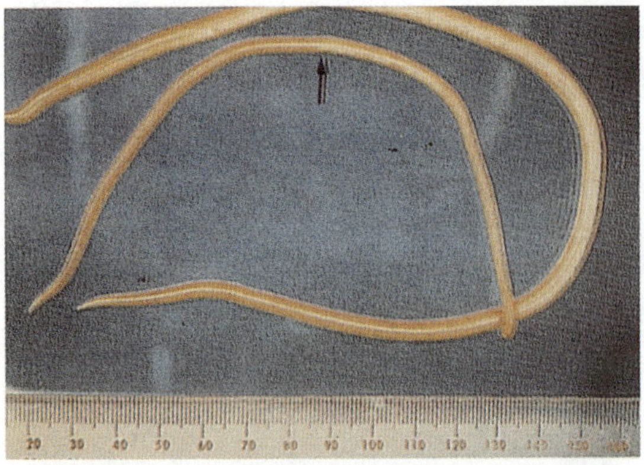

문제 1 좌측 기생충(←방향)의 설명에서 맞는 답은?

① 회충의 암놈이다.
② 회충의 숫놈이다.
③ 요충의 암놈이다.
④ 요충의 숫놈이다.

답 ②

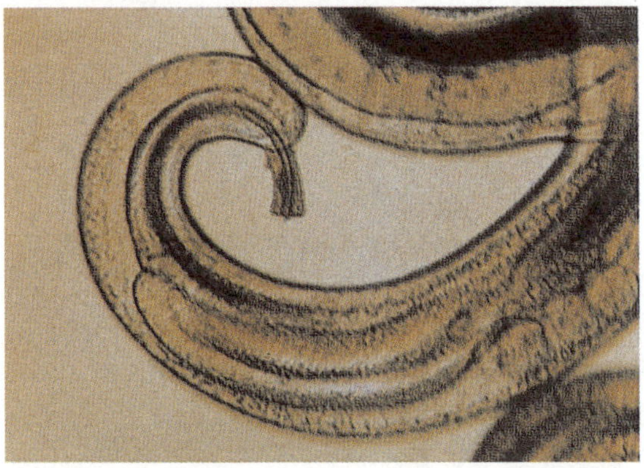

문제 2 좌측 기생충의 설명에서 맞는 답은?

① 편충 암놈의 머리 부위이다.
② 편충 암놈의 꼬리 부위이다.
③ 편충 숫놈의 머리 부위이다.
④ 편충 숫놈의 꼬리 부위이다.

답 ④

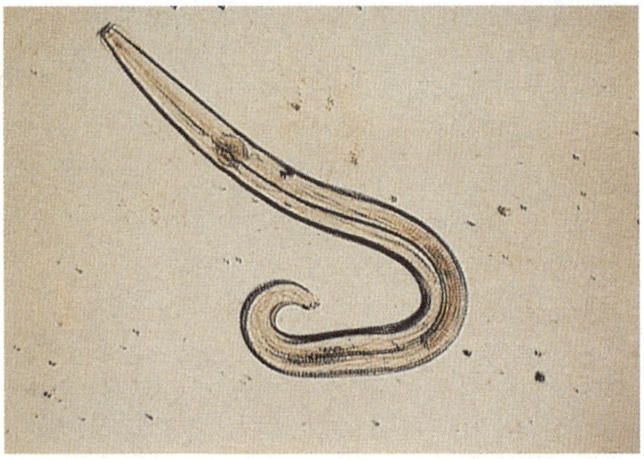

문제 3 좌측 기생충의 설명에서 맞는 답은?

① 회충의 숫놈이다.
② 편충의 숫놈이다.
③ 요충의 수놈이다.
④ 십이지장충의 수놈이다.

답 ③

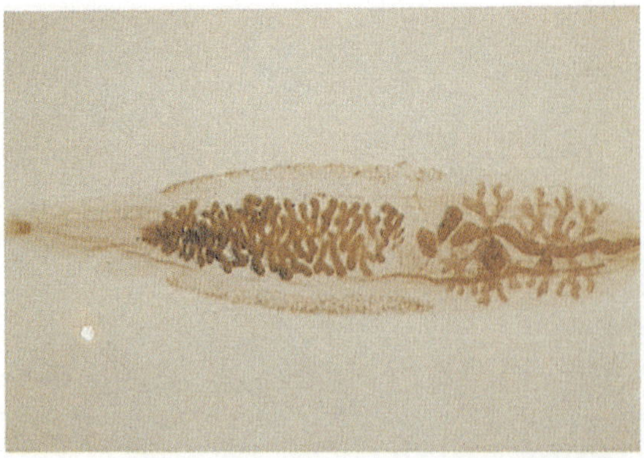

문제 4 좌측은 Carmine 염색된 충체이다. 맞는 설명은?

① 폐흡충이다.
② 요꼬가와 흡충이다.
③ 간질흡충이다.
④ 간흡충이다.

답 ④

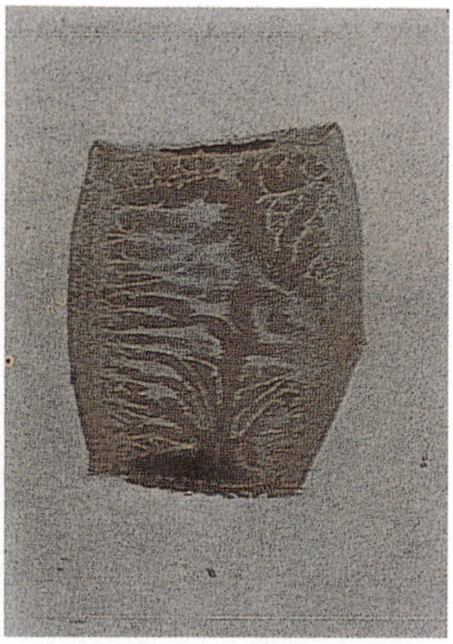

문제 5 좌측은 편절을 Carmine 염색한 것이다. 맞는 답은?

① 광절열두조충의 편절이다.
② 무구조충의 편절이다.
③ 유구조충의 편절이다.
④ 유구낭충이다.

답 ③

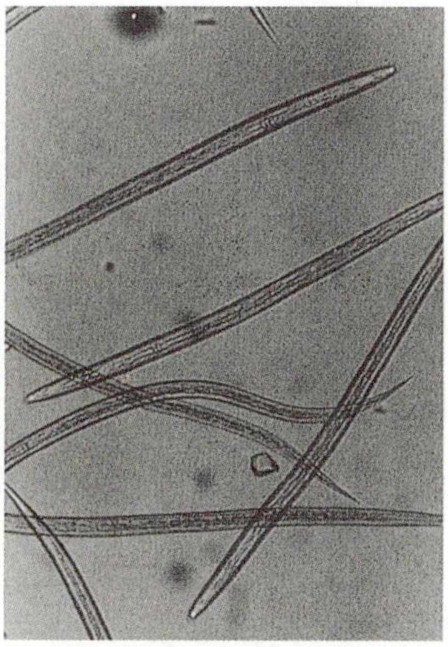

문제 6 좌측 기생충은 듀비니구충의 충란을 3주 이상 여과지배양한 것이다. 맞는 답은?

① 성충으로 자란 것이다.
② 사상유충으로 자란 것이다.
③ 간상유충으로 자란 것이다.
④ 충란에서 갓 탈피된 유충이다.

답 ②

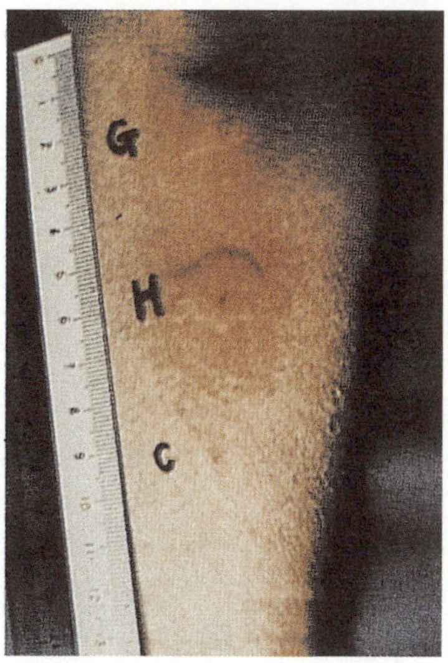

문제 7 좌측 사진은 폐흡충 감염이 의심되는 환자에게 피내반응을 실시한 결과이다. 맞는 답은?

① 음성 결과이다.
② 양성 결과이다.

답 ②

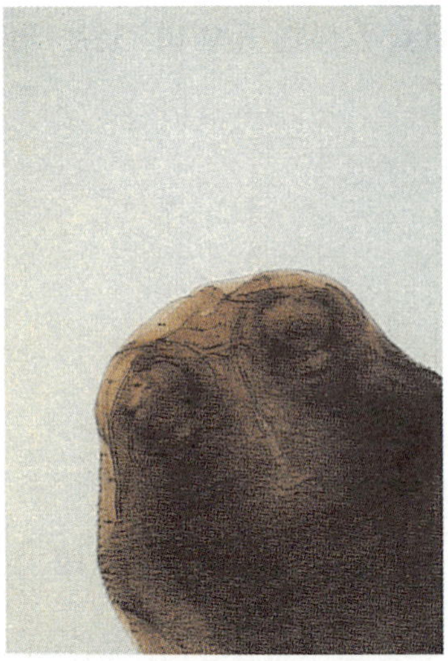

문제 8 좌측 기생충의 설명에서 맞는 답은?

① 무구조충의 두절이다.

② 유구조충의 두절이다.

③ 고아절열두조충의 두절이다.

④ 왜소조충의 두절이다.

답 ①

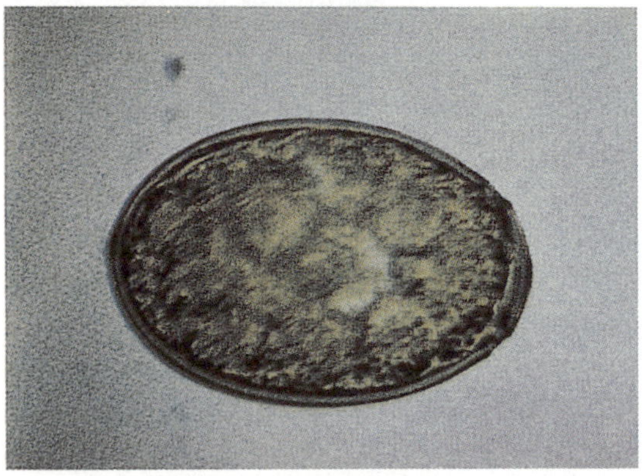

문제 9 좌측 사진은 450 ×로 검경된 충란이다. 맞는 답은?

① 간질흡충란이다.

② 폐흡충란이다.

③ 광절열두조충란이다.

④ 간흡충란이다.

답 ③

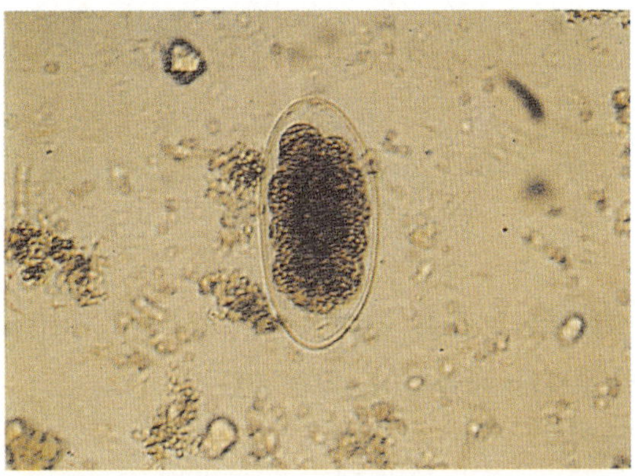

문제 10 좌측 사진은 450 ×로 검경된 충란이다. 맞는 답은?

① 회충불수정란의 탈각란이다.

② 동양모양선충란이다.

③ 십이지장충란이다.

답 ②

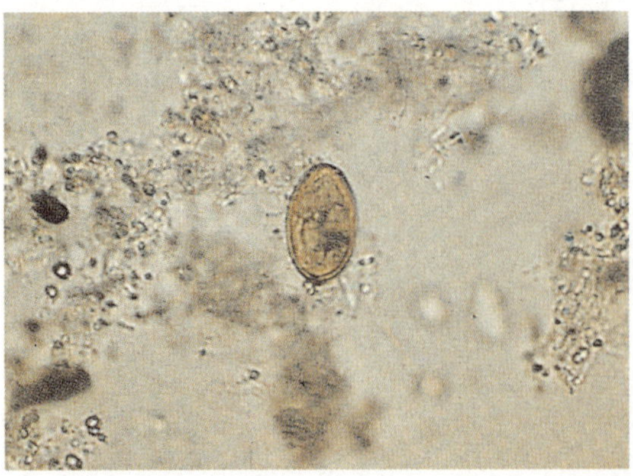

문제 11 좌측 사진은 450 ×로 검경된 충란이다. 충란 이름은?

답 요꼬가와흡충

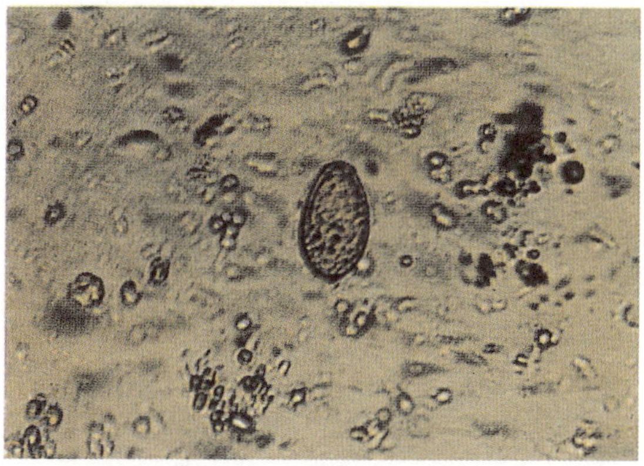

문제 12 좌측 사진은 450 ×로 검경된 충란이다. 충란 이름은?

답 간흡충란

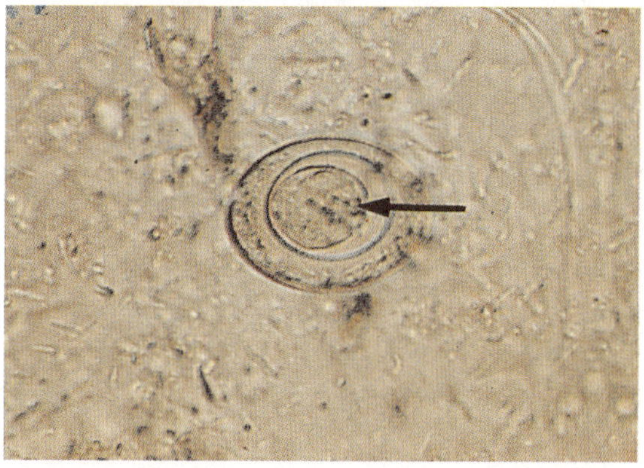

문제 13 좌측 사진은 충란 왜소조충란이다. ←표 부위의 설명에서 맞는 것은?

① 핵이다.

② 난세포이다.

③ Coracidium이다.

④ Hexacanth embryo이다.

답 ④

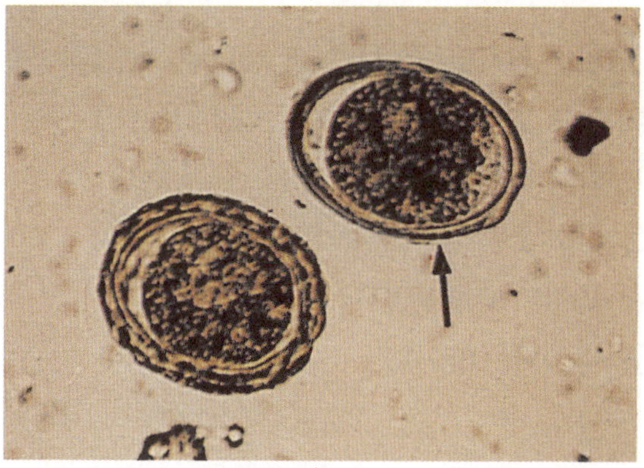

문제 14 좌측 충란(←표)의 설명에서 맞는 답은?

① 회충불수정란이다.

② 회충 수정란의 단백막이 떨어져 나간 탈각란이다.

③ 회충 수정란의 키친막이 떨어져 나간 탈각란이다.

④ 십이지장충란(1개의 난세포 있음)이다.

답 ②

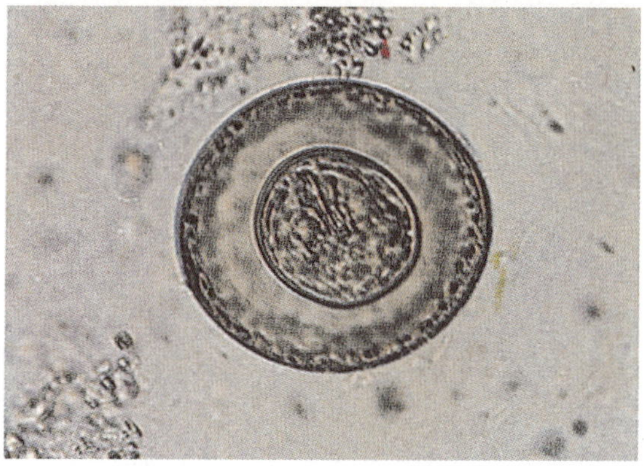

문제 15 좌측 충란은 450 ×로 검경된 것이다. 충란 이름은?

답 쥐조충란

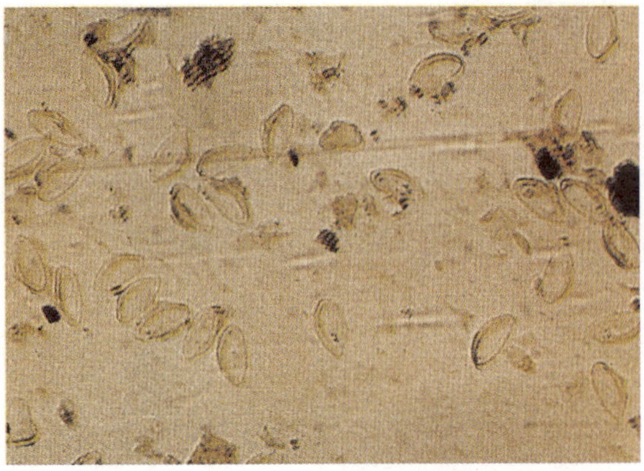

문제 16 셀로판도말법으로 항문도말한 다음 100 ×로 검경된 것이다. 충란 이름은?

답 요충란

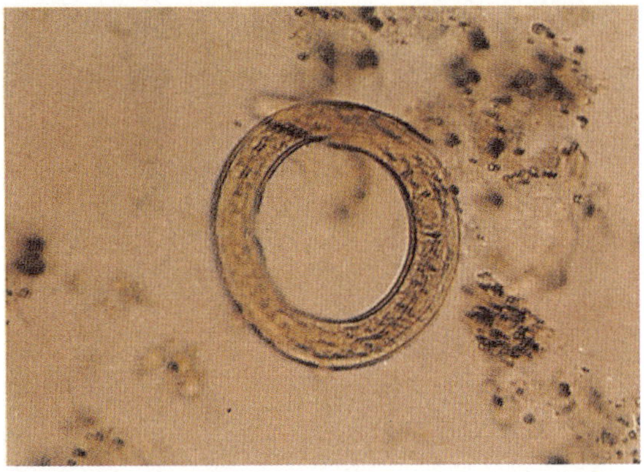

문제 17 신선 대변을 MGL법으로 집란하여 450 ×로 검경하였으며, 크기는 600 μm정도의 유충이었다. 맞는 답은?

① 분선충의 간상유충이다.

② 분선충이다(성충).

③ 분선충의 사상유충이다.

답 ①

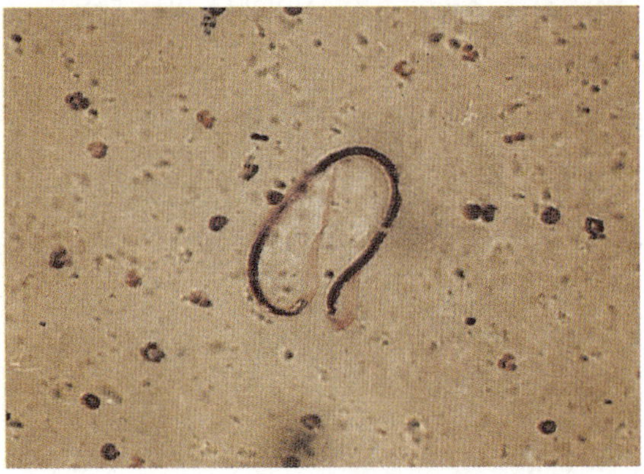

문제 18 환자의 말초혈액을 야간에 채혈한 후 Giemsa 염색된 것이다(450배 검경). 맞는 답은?

① 사상충의 성충이다.

② 사상충의 microfilaria이다.

③ 트리파노조마이다.

④ 리슈마니아이다.

답 ②

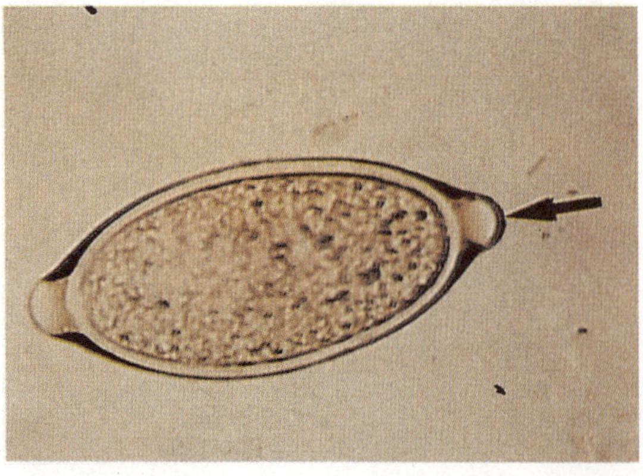

문제 19 편충란의 ←부위의 설명에서 맞는 것은?

① 난각 ② 난세포

③ 점액마개 ④ 단백막

답 ③

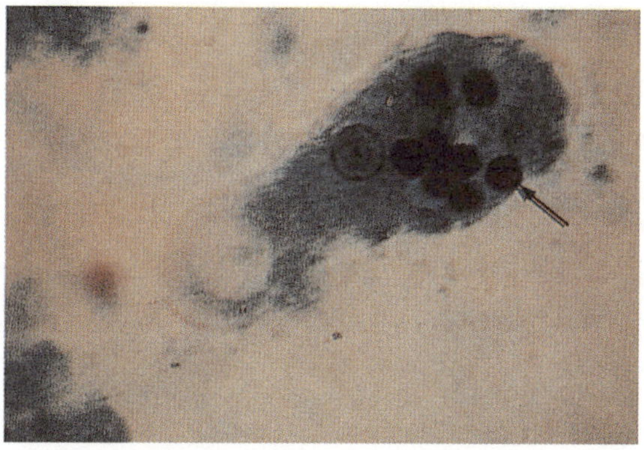

문제 20 이질아메바 영향형을 Iron-Hematoxylin 염색한 것이다. ←부위 설명에서 맞는 것은?

① 핵이다. ② 위족이다.
③ 적혈구이다. ④ 식공포이다.

답 ③

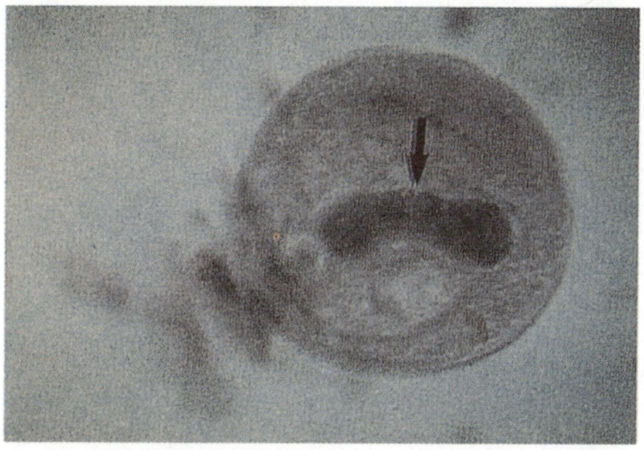

문제 21 장바란티디움 포낭형을 Trichrome 염색한 것이다. ←부위 설명에서 맞는 것은?

① 소핵이다. ② 대핵이다.
③ 탐식물이다. ④ 탐식된 백혈구이다.

답 ②

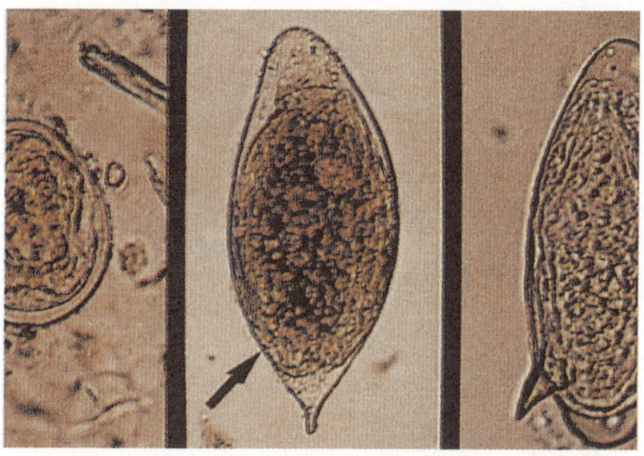

문제 22 주혈흡충란이다. ←부위 충란은?

① 일본 주혈흡충란
② 만손 주혈흡충란
③ 방광 주혈흡충란

답 ②

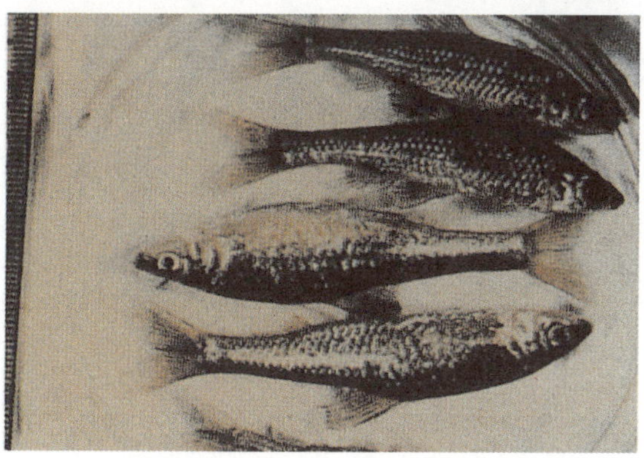

문제 23 낙동강변에서 잡은 10 cm 내외의 민물고기이다. 맞는 답은?

① 은어 ② 참붕어
③ 붕어 ④ 버들치

답 ②

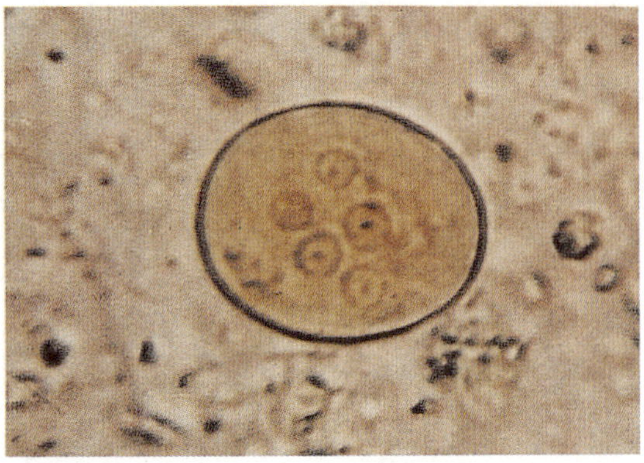

문제 24 Lugol's 염색하여 450 ×로 검경된 것이다. 맞는 답은?

① 대장아메바의 포낭형
② 이질아메바의 포낭형
③ 소형아메바의 포낭형
④ 메닐편모충의 포낭형

답 ①

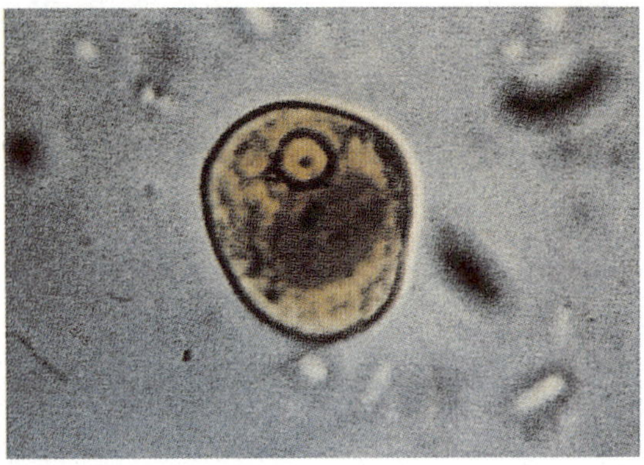

문제 25 Lugol's 염색하여 450 ×로 검경된 것이다. 맞는 답은?

① 옥도아메바 ② 이질아메바
③ 대장아메바 ④ 람불편모충

답 ①

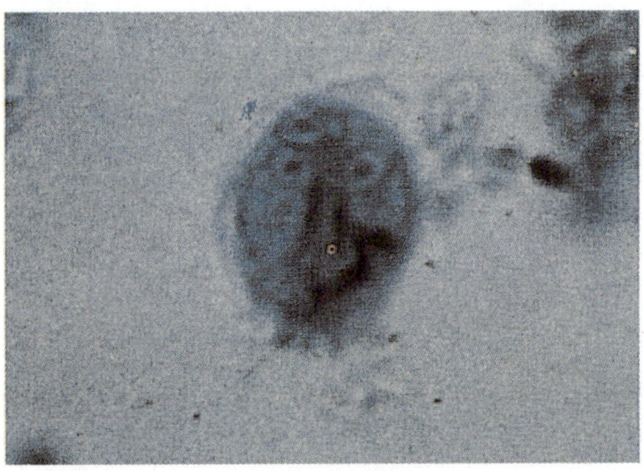

문제 26 Iron-Hematoxylin 염색후 1000 ×로 검경된 것이다. 맞는 답은?

① 람불편모충 영양형
② 람불편모충 포낭형
③ 이질아메바 포낭형
④ 대장아메바 포낭형

답 ①

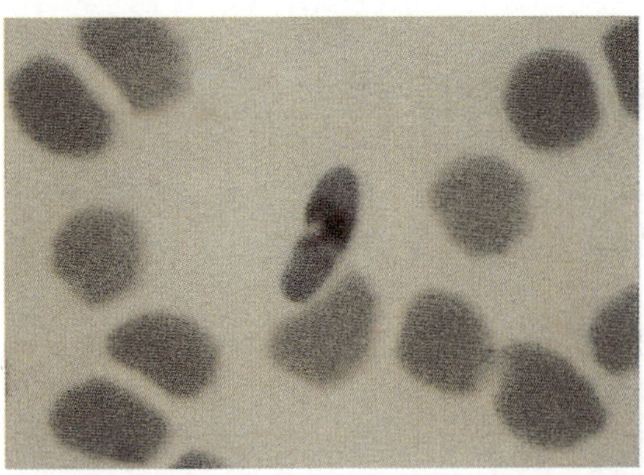

문제 27 말초혈액을 Giemsa 염색하여 1000 ×로 검경한 것이다. 맞는 답은?

① 열대열원충의 Gametocyte
② 난형열원충 영양형
③ 삼일열원충의 아메바형
④ 사일열원충의 대상형

답 ①

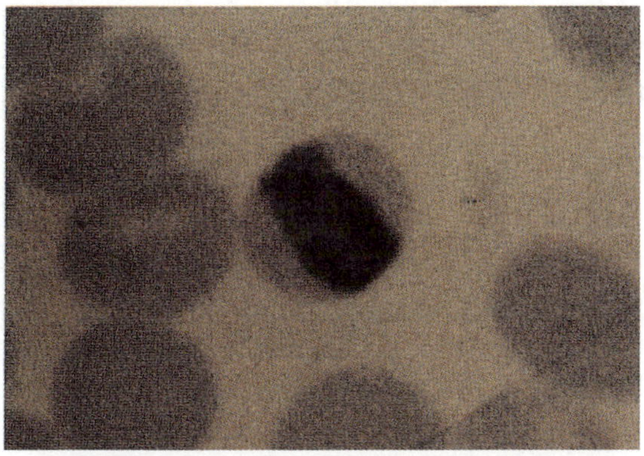

문제 28 말초혈액을 Giemsa 염색하여 1000 × 로 검경한 것이다. 맞는 답은?

① 사일열원충의 대상형
② 삼일열원충의 Gametocyte
③ 열대열원충의 Schizont
④ 난형열원충의 영양형

답 ①

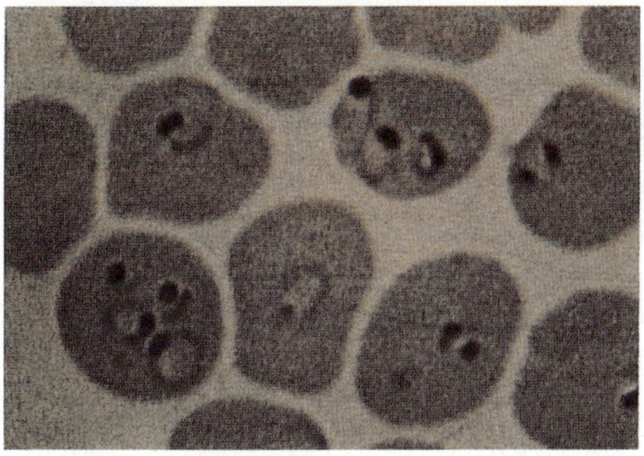

문제 29 말초혈액을 Giemsa 염색하여 1000 × 로 검경한 것이다. 맞는 답은?

① 삼일열원충 영양형
② 사일열원충 영양형
③ 열대열원충 영양형
④ 난형열원충 영양형

답 ③

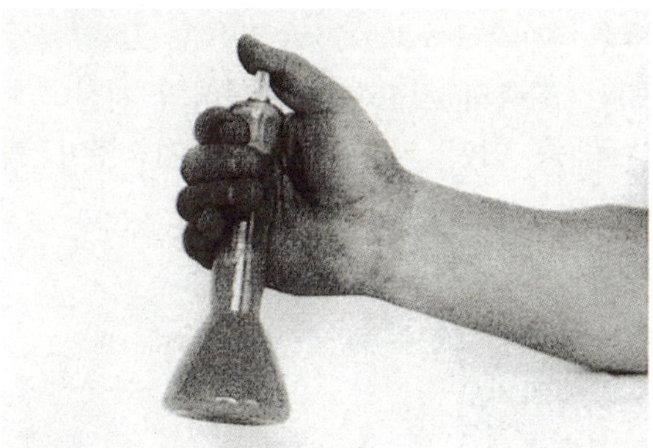

문제 30 좌측 사진은 Stoll's 충란계산법 시행의 일부이다. 맞는 답은?

① 충란계산(검경) 전에 흔들어(shaking)준 다음 0.15 ml를 채취하여 계산한다.
② 흔들지 않고 밑에 침전된 가검물을 0.15 ml 채취하여 계산한다.
③ 상층액을 조심스럽게 따라서 버리고 침전물을 0.15 ml 채취하여 계산한다.

답 ①

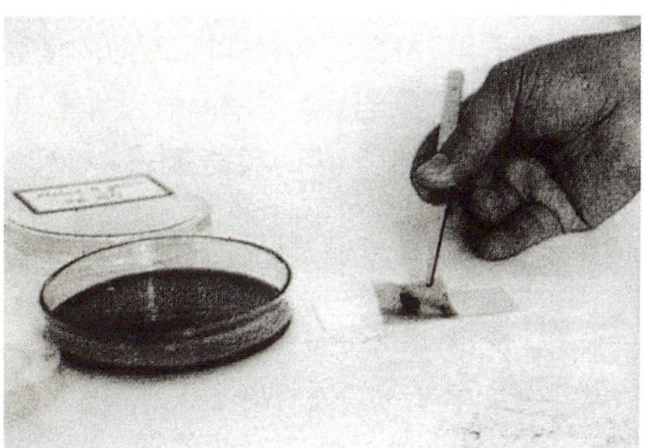

문제 31 좌측 사진은 셀로판후층도말을 위한 작업의 첫 번 순서로서 가검물(대변)을 Slide glass 위에 놓는 작업이다. 가검물의 양은 얼마인가?

답 60~100 mg

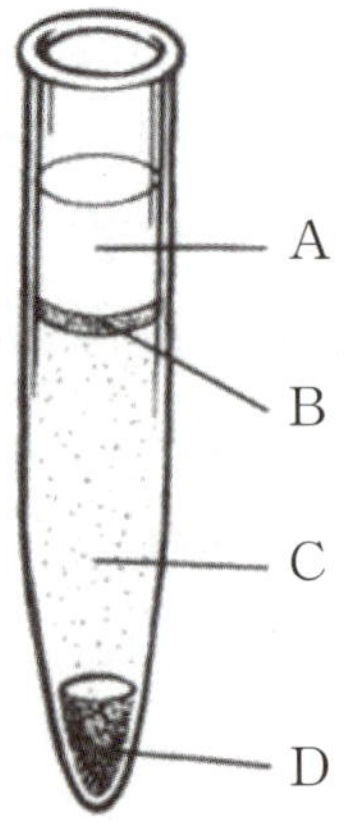

문제 32 간흡충에 감염된 환자의 분변을 채변하여 기생충검사를 하고자 한다. MGL 방법으로 분변을 원심분리한 후 충란을 받침유리 위에 놓고 검경하고자 한다. 간흡충 충란은 좌측 그림에서 어느 부위에 모여 있을까?

답 D

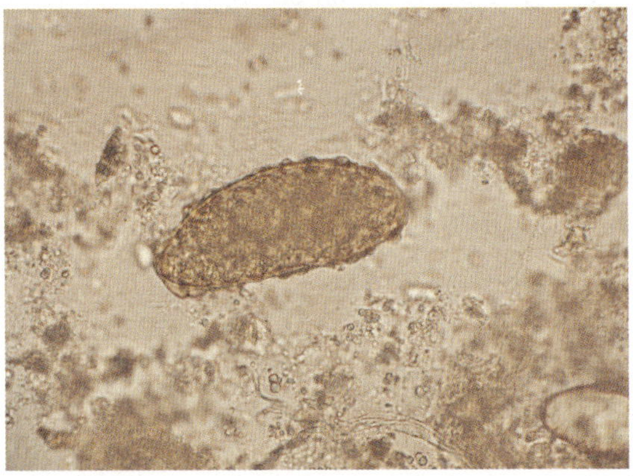

문제 33 MGL 방법으로 원심분리하여 검경한 결과 좌측과 같은 충란이 관찰되었다. 맞는 답은?

① 폐흡충란이다.
② 회충 수정란이다.
③ 광절열두조충란이다.
④ 회충 불수정란이다.

답 ④

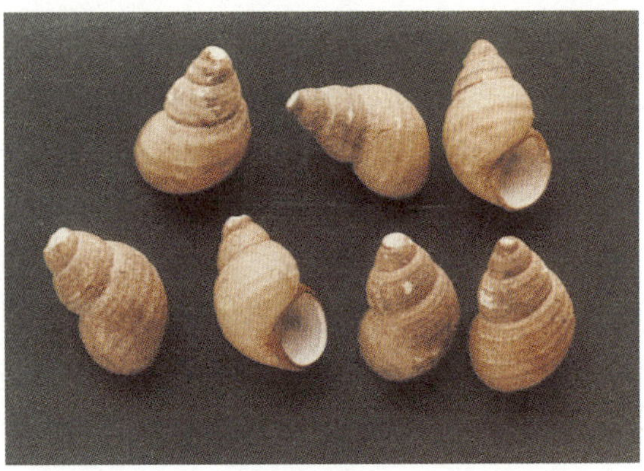

문제 34 좌측의 사진은 왜우렁이의 사진이다. 다음 중 어떤 기생충의 제1중간숙주가 될까? 맞는 답은?

① 폐흡충
② 호르텐스극구흡충
③ 요꼬가와흡충
④ 간흡충

답 ④

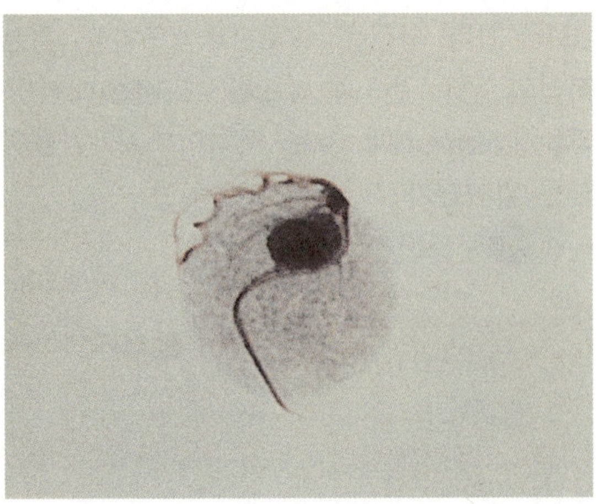

문제 35 좌측의 사진은 여성의 오줌(urine)을 받아서 원심침전 한 후 Giemsa 염색을 하였던바 관찰된 원충이다. 맞는 답은?

① 메일편모충의 영양형이다.
② 람불편모충의 영양형이다.
③ 질편모충의 영양형이다.
④ 파동편모충의 영양형이다.

답 ③

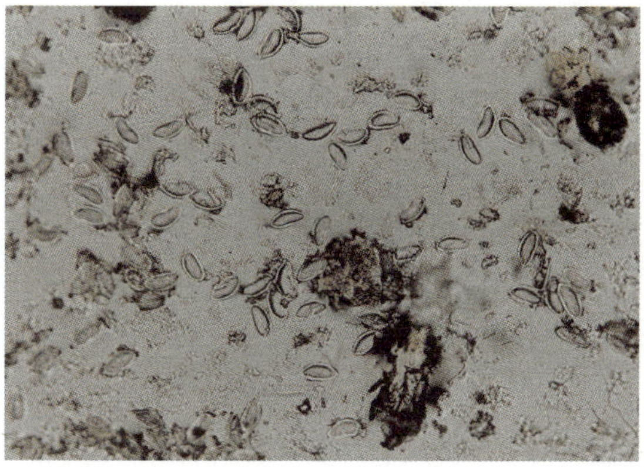

문제 36 좌측의 사진은 스캇치테이프 항문주위 도말법으로 검출하여 현미경 100X 크기로 관찰하였다. 맞는 답안은?

① 구충란이다.

② 간모세충 충란이다.

③ 요충의 충란이다.

④ 호르텐스극구흡충란이다.

답 ③

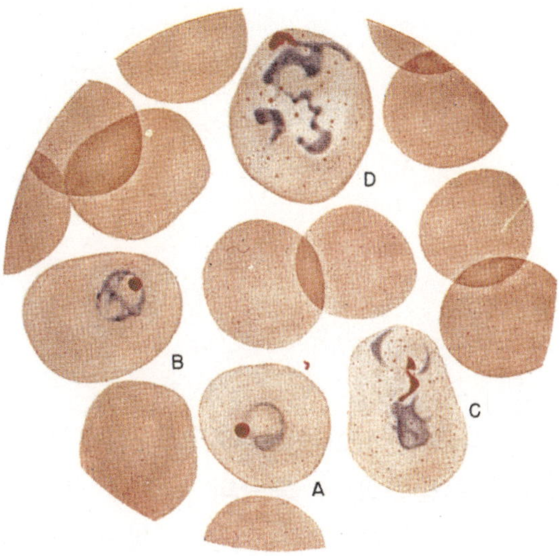

문제 37 좌측의 사진은 전방에서 근무하다가 말라리아 원충에 감염되어 내원한, 장병의 혈액을 채혈 한 다음 Giemsa 염색을 하였다. 맞는 답안은?

① 심일열 원충의 수생식모체가 관찰되었다.

② 사일열 원충의 영양형이 관찰되었다.

③ 열대열 원충의 영양형이 관찰되었다.

④ 삼일열 원충의 영양형과 아메바형들이 관찰되었다.

답 ④

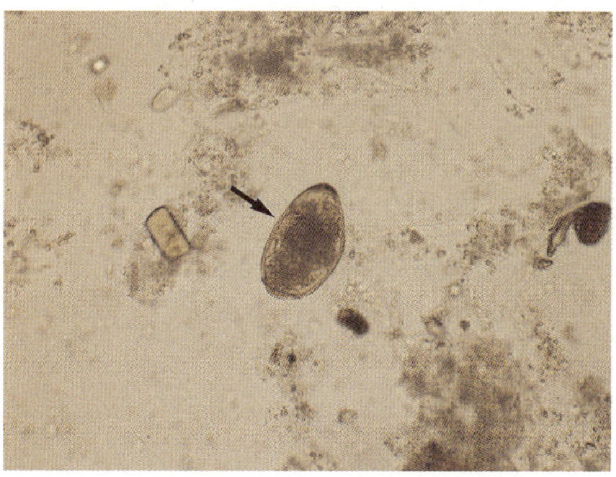

문제 38 좌측의 사진은 객담을 원심분리 한 후 검경한 충란이다. 맞는 답안은 ?

① 폐이행 한 회충란이다.

② 폐이행 한 구충란이다.

③ 폐흡충란이다.

④ 폐이행 중인 분선충란이다.

답 ③

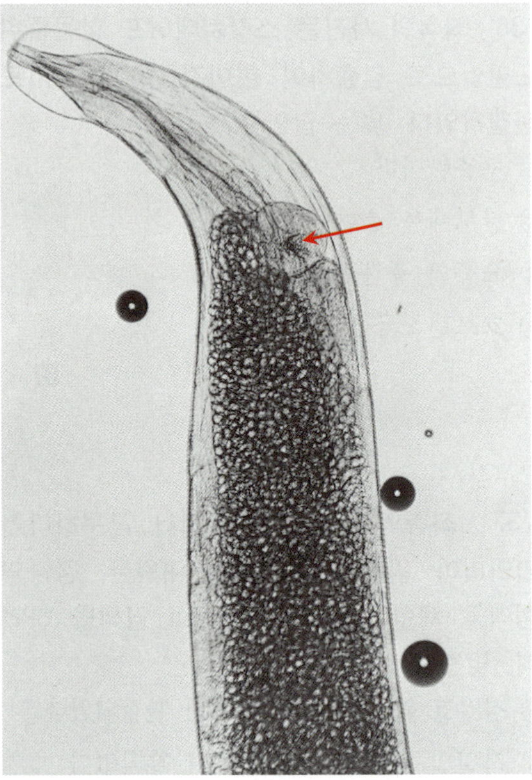

문제 39 최측의 성충(adult worm)은 요충 암놈의 성충이다. 화살표 부위의 명칭은?

① 후식도구이다.

② 두익이다.

③ 식도부위이다.

④ 장관의 상부이다.

답 ①

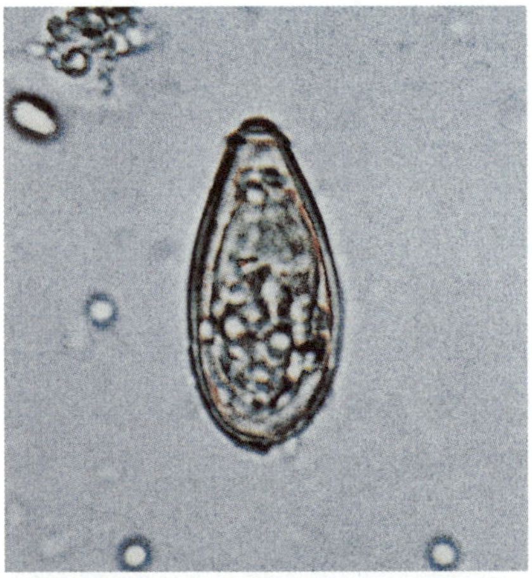

A

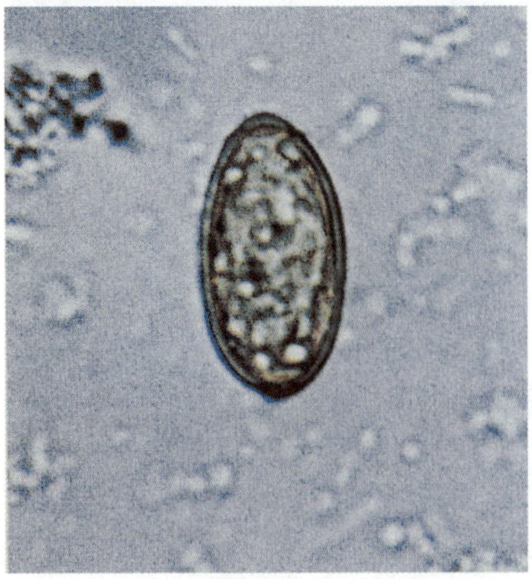

B

문제 40 좌측의 사진은 450X으로 검경한 두 종류의 흡충란이다. 충란의 특징을 비교한 결과 (A)와 (B)는 각각 어떤 기생충란인가? 맞는 답안은 ?

① A는 요꼬가와흡충란이고 B는 간흡충란이다.

② A는 광절열두조충란이고 B는 극구흡충란이다.

③ A는 간흡충란이고 B 요꼬가와흡충란이다.

④ A는 전형적인 간흡충란이고 B는 간흡충란이 변형되어 관찰되고 있다.

답 ③

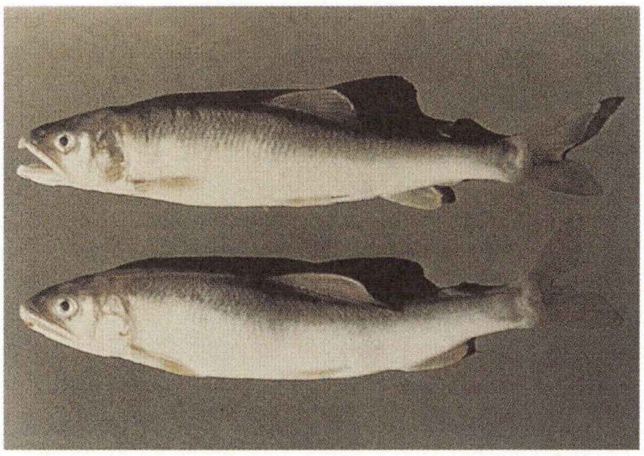

문제 41 좌측의 사진은 연어의 사진이다. 다음 중 기생충의 제2중간숙주 역할을 한다. 맞는 답안은?

① 축소조충 중간숙주이다.

② 광절열두조충 중간숙주이다.

③ 스팔가늠(고충증)의 중간숙주이다.

④ 폐흡충의 중간숙주이다.

답 ②

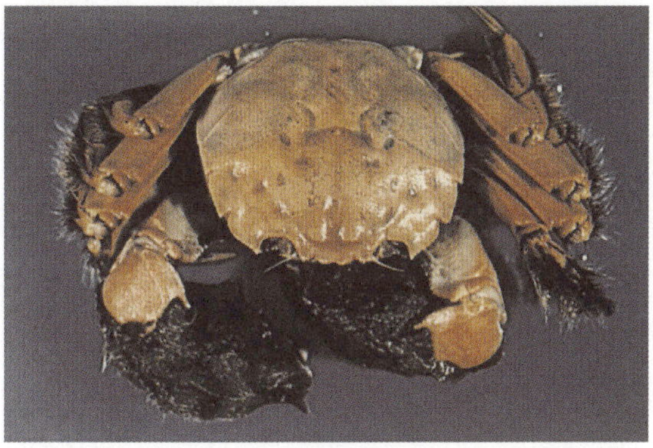

문제 42 좌측의 사진은 다음 중 몇 번 답안의 제2중간숙주가 될까?

① 요꼬가와흡충이다.

② 간흡충이다.

③ 폐흡충이다.

④ 호르텐스극구흡충이다.

답 ③

임상기생충학실험

1981년 3월 3일 초판 발행
2012년 2월 12일 개정5판 발행
2020년 9월 7일 개정6판 발행

공 저 김인식 외
발행인 윤 진 영
발행소 도서출판 대학서림
www.daihaks.com

03076
서울특별시 종로구 혜화로 2길 8
전화 02) 743-1220, 763-1220
FAX 02) 744-1210
등록 1965. 1. 20

값 18,000원

ISBN 978-89-6940-240-0 93510